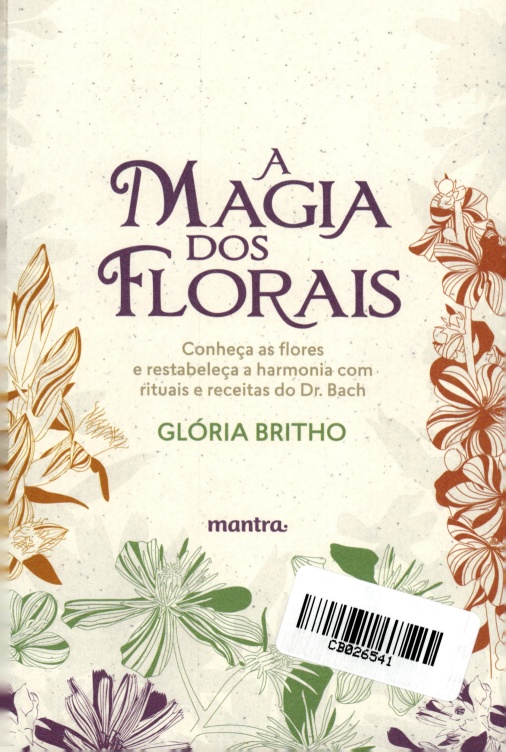

# A MAGIA DOS FLORAIS

Conheça as flores
e restabeleça a harmonia com
rituais e receitas do Dr. Bach

## GLÓRIA BRITHO

mantra

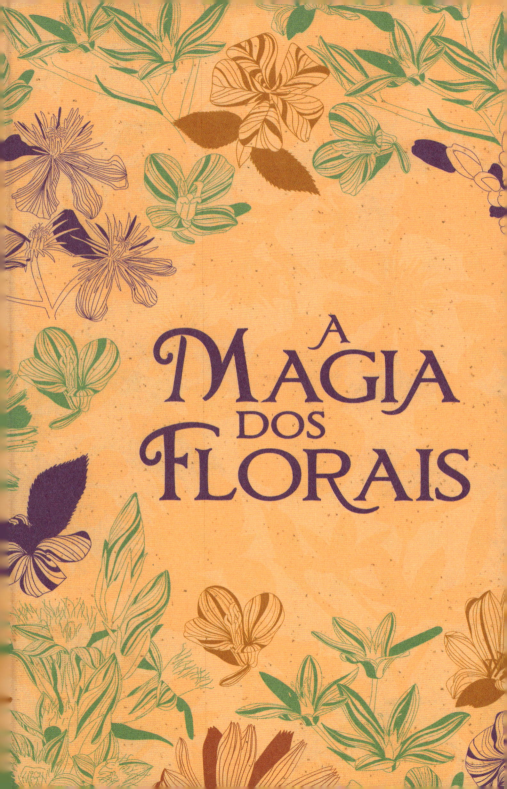

Copyright desta edição © 2024 by Edipro Edições Profissionais Ltda.

Todos os direitos reservados. Nenhuma parte deste livro poderá ser reproduzida ou transmitida de qualquer forma ou por quaisquer meios, eletrônicos ou mecânicos, incluindo fotocópia, gravação ou qualquer sistema de armazenamento e recuperação de informações, sem permissão por escrito do editor.

Grafia conforme o novo Acordo Ortográfico da Língua Portuguesa.

2ª edição revista, 2024.

**Editores:** Jair Lot Vieira e Maíra Lot Vieira Micales
**Produção editorial:** Karine Moreto de Almeida
**Preparação de textos e Revisão:** Daniela Borges de Oliveira
**Capa, Projeto gráfico e Diagramação:** Aniele de Macedo Estevo

---

Dados Internacionais de Catalogação na Publicação (CIP)
(Câmara Brasileira do Livro, SP, Brasil)

---

Britho, Glória
    A magia dos florais : Conheça as flores e restabeleça a harmonia com rituais e receitas do Dr. Bach / Glória Britho. – 2. ed. – São Paulo : Mantra, 2024.

    Bibliografia.
    ISBN 978-65-87173-32-0 (impresso)
    ISBN 978-65-87173-33-7 (e-pub)

    1. Floralterapia 2. Flores – Uso terapêutico 3. Terapia alternativa I. Título.

23-178480                        CDD-615.321

---

Índice para catálogo sistemático:
1. Florais de Bach : Terapia alternativa : 615.321

A 1ª edição foi publicada pela Livraria Francisco Alves.

Eliane de Freitas Leite – Bibliotecária – CRB 8/8415

## mantra.

São Paulo: (11) 3107-7050 • Bauru: (14) 3234-4121
www.mantra.art.br • edipro@edipro.com.br
@editoramantra

*O livro é a porta que se abre para a realização do homem.*
Jair Lot Vieira

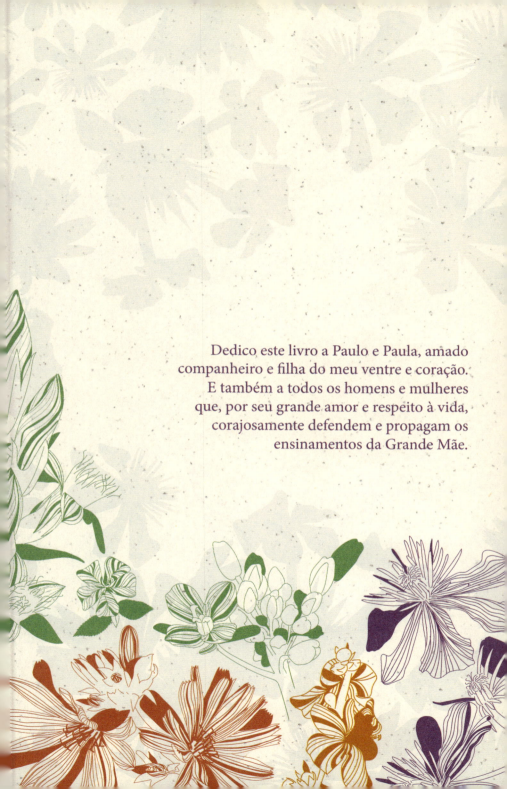

Dedico este livro a Paulo e Paula, amado companheiro e filha do meu ventre e coração. E também a todos os homens e mulheres que, por seu grande amor e respeito à vida, corajosamente defendem e propagam os ensinamentos da Grande Mãe.

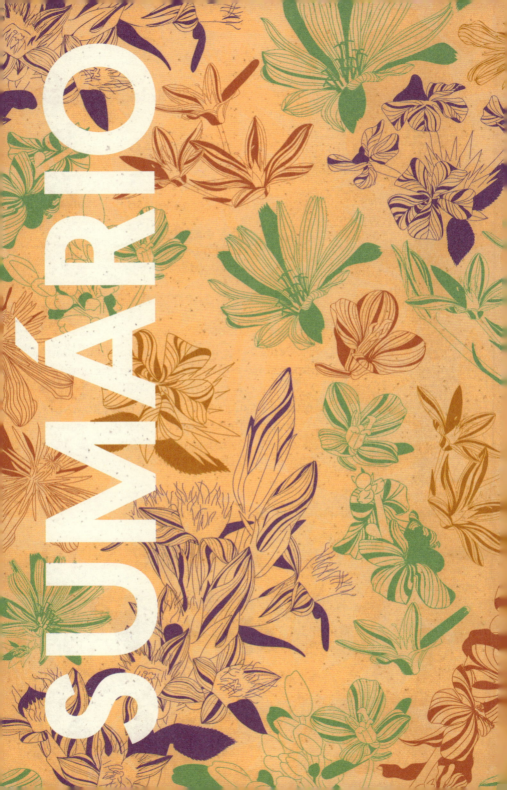

**PREFÁCIO** — 9

**INTRODUÇÃO** — 15

**CAPÍTULO 1**
As leis de regência universal — 27

**CAPÍTULO 2**
Edward Bach:
O mago dos florais — 37

**CAPÍTULO 3**
Os florais:
Apresentação e imagens — 41

**CAPÍTULO 4**
Estados de ânimo e
as doenças psicossomáticas — 95

**CAPÍTULO 5**
A magia dos ciclos naturais:
O mito de Hades e Perséfone — 99

**CAPÍTULO 6**
Os florais de Bach e a magia — 105

**CAPÍTULO 7**
Os rituais — 111

**CAPÍTULO 8**
O poder mágico dos florais — 123

**CONCLUSÃO** — 137

**BIBLIOGRAFIA** — 140

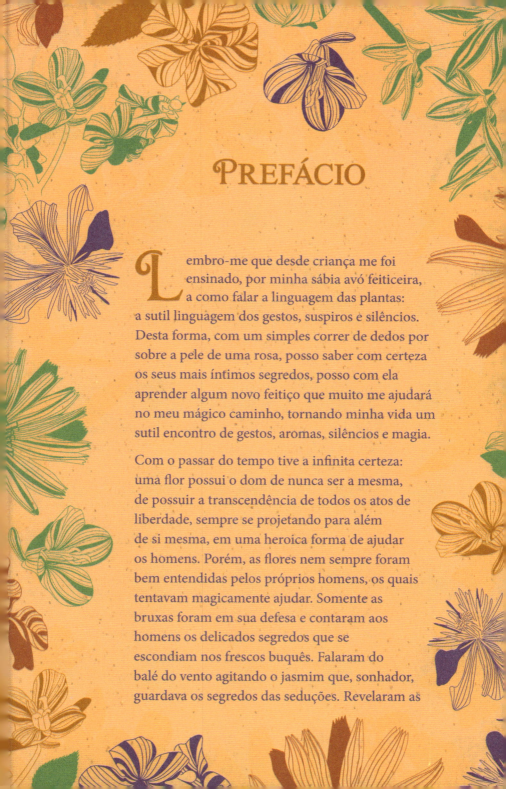

# PREFÁCIO

Lembro-me que desde criança me foi ensinado, por minha sábia avó feiticeira, a como falar a linguagem das plantas: a sutil linguagem dos gestos, suspiros e silêncios. Desta forma, com um simples correr de dedos por sobre a pele de uma rosa, posso saber com certeza os seus mais íntimos segredos, posso com ela aprender algum novo feitiço que muito me ajudará no meu mágico caminho, tornando minha vida um sutil encontro de gestos, aromas, silêncios e magia.

Com o passar do tempo tive a infinita certeza: uma flor possui o dom de nunca ser a mesma, de possuir a transcendência de todos os atos de liberdade, sempre se projetando para além de si mesma, em uma heroica forma de ajudar os homens. Porém, as flores nem sempre foram bem entendidas pelos próprios homens, os quais tentavam magicamente ajudar. Somente as bruxas foram em sua defesa e contaram aos homens os delicados segredos que se escondiam nos frescos buquês. Falaram do balé do vento agitando o jasmim que, sonhador, guardava os segredos das seduções. Revelaram as luas propícias, os planetas certos e o modo como as plantas gostavam de ser tratadas. Mais uma vez, os homens não compreenderam este gesto de extremo amor e covardemente torturaram essas mulheres com o cruel fogo das fogueiras e torturas da Inquisição...

Quando foi encarcerada na masmorra a primeira bruxa, todas as ervas dos jardins recolheram, tímidas, suas flores. E, dizia minha avó, neste dia mulheres, plantas, bichos e pedras choraram junto à Grande Mãe. Naquele instante, as flores não mais se abriram ao nascer do primeiro raio de Sol. Passaram a desabrochar ainda quando os raios da Lua encobriam assustadas bruxas que, temerosas pelas perseguições, travaram com as sombras uma cumplicidade mágica. E, silenciosas, proferindo seus encantos, elas receberam das flores um poder ainda maior. Dizem as antigas bruxas que esse poder era de tal forma imenso que, acuada pelos torturadores, uma feiticeira podia se transformar em flor. Desta forma, novas flores nasceram nos jardins da Terra: poderosas, sedutoras, bondosas com aqueles que lhes oferecem o doce toque das mãos que, delicadas, colhem seu orvalho quando a madrugada embala o sono dos mortais, mas traiçoeiras com todo aquele que, malvado, as arranca do solo sem piedade.

E nesse encantado caso de amor entre plantas e bruxas, as lépidas borboletas recolhem todos os dias finíssimos grãos de poder que, vaidosas, espalham por sobre os campos e os corações dos amantes... Sim, pois se houve um acordo entre bruxas e plantas é o de que todos os amantes da Terra, por seus poderes, seriam por elas envolvidos, mesmo quando não se apercebessem! Ficariam infinitamente donos de toda a ternura existente no simples aroma de uma flor, escreveriam os mais lindos poemas, deitados lânguidos por sobre a relva do jardim..., e só aos amantes foi dada a permissão de despetalar flores, sonhadores, lhes perguntando se eram amados ou não.

Aos amantes, as flores encheram de sonhos, e das bruxas receberam o fogo das paixões. Juntos, flores, bruxas e amantes ainda hoje são vistos quando o arco-íris de Afrodite rasga o céu com seus longos dedos marinhos. Debaixo do arco-íris, eles se beijam e dançam nus, sobre a doce cama de nuvens que, matreiro, lhes preparou Eros, o eterno namorado das flores e das feiticeiras...

Eros, o pequeno deus-criança, vendo desde os tempos das perseguições o lindo jardim da dimensão do encantado somente povoado pelos amantes mortais, um dia resolveu pregar uma peça nos homens e, ajudado pela malícia das bruxas, escolheu um velho senhor, meio criança, fingindo ser médico, e fez que com ele as flores falassem. Atento, com olhinhos azuis brincando de encontrar escondidos ovos de Páscoa, o velhinho escutava e anotava. No fim, foi-lhe revelado que, seguindo o antigo modo de colher que as antigas bruxas utilizavam, poderia extrair o espírito de uma flor e com ele curar muitas doenças do esquecido coração dos homens.

Muitos anos mais tarde, um curioso bisbilhoteiro de estantes encontrou os antigos escritos do engraçado velhinho, que descobriu se chamar Dr. Bach. Na hora, de tão distraído que era, nem percebeu que por trás daquilo tudo estavam os dedinhos roliços de Eros, pois até o nome do velhinho era de um antigo bruxo que encantou muitos mortais, com estranhos e melodiosos sons, talvez, quem sabe, extraídos daquele beijo molhado que os amantes trocam sob o arco-íris de Afrodite...

Apressado, como todo mortal, nosso bisbilhoteiro logo procurou um grupo de estudantes que não estavam muito satisfeitos em somente recortar e costurar os corpos dos doentes, e depois de lerem e relerem os escritos resolveram de novo colocar nos vidrinhos os "remédios" do Dr. Flautista das Flores, e os deram para muitos doentes que por eles cruzaram no caminho.

Hoje, por vezes escuto as infantis gargalhadas de Eros, divertindo-se com sua enorme traquinagem: os mortais estão usando os feitiços das flores, crentes que estão tomando remédio!

Muitas vezes, ao ler alguns livros sobre os florais de Bach, me vi tomada por um certo desconforto, pois lidando diariamente com plantas sei o quanto elas se ressentem em ser apenas um enorme receituário médico.

Uma planta, por possuir um sistema de finíssimos fios de ouro que docemente se entrelaçam formando uma gigantesca teia de estrelas, fica extremamente sentida se dela não descrevemos o sonho, suas piscadelas mágicas e o seu marítimo sorriso. Por possuírem nelas mesmas o céu, o mar, a terra e o fogo de todas as paixões, as plantas terão que ser sempre vistas, em primeiro lugar, com o olhar do delírio, e depois, e só depois, com o olhar de pesquisador.

Pois bem, acho que Glória falou com o senhor dos portais dos sonhos que, como um mágico guardião, protege todas as flores!

**MÁRCIA FRAZÃO**
Bruxa e escritora de
*A cozinha da bruxa* e
*O feitiço da lua*

# Introdução

"A origem da magia das ervas – e de toda a Magia – é o **PODER**. Esse poder tem sido usado sob vários nomes e formas através dos séculos; muitas vezes, a sua existência foi mantida em segredo ou foi identificada enquanto conhecimento popular.

Poder é aquilo que gera e mantém o Universo. É o Poder que germina as sementes, espalha os ventos e dá vida ao nosso planeta. Existe energia por trás do nascimento, da vida e da morte. Tudo no Universo foi criado pelo Poder, contém um pedaço dele e é a resposta para ele.

Em outras palavras, o Poder é a força vital, a razão da criação. É a substância da própria existência.

O Poder não tem nome. Ele tem sido divinizado e antropomorfizado em milhares e milhares de deuses e deusas, espíritos, demônios e outros seres transcendentes. Ele tem sido apenas parcialmente explicado nos termos da ciência, a qual, ainda hoje, está 'descobrindo' alguns de seus aspectos. O Poder tem desempenhado um importante papel na evolução da raça humana, para melhor ou pior. Todas as religiões têm dele se servido, usando diferentes símbolos e ritos, e todos os magos têm nele se banhado.

Acima do ritual, da religião e da magia, o Poder existe, inabalável na sua mudança eterna. O Poder está acima de cada coisa e cada coisa está no Poder. (Um dos problemas das religiões modernas é assegurar que o Poder está fora de nós.) Chame-o do que você quiser, visualize-o do jeito que preferir. O Poder É realmente O Poder.

Definição: Magia é a prática de causar mudanças por meio do Poder, embora não se possa defini-la ou aceitá-la pela ciência.

Eu posso provocar mudanças por meios aceitos comumente (telefonando para uma amiga eu posso saber o que ela está fazendo); isso não é Magia. Mas quando eu não tenho acesso a um telefone ou minha amiga não o atende, eu posso fazer um sachê de tomilho, mil-folhas e louro, pendurá-lo em meu pescoço, fortificando meus poderes psíquicos, e descobrir se ela está bem. Isso praticamente significa: Magia pode ser usada quando outros meios não são encontrados.

Quais métodos se encontram à disposição das pessoas para proteger suas casas contra assaltos? De que maneira, além de visitas ao médico e compras de remédios, as pessoas poderiam ajudar seus corpos no combate a doenças?

Muita gente pode não saber como responder a essas questões, salvo por vias práticas: uma fechadura ou cadeado, no primeiro caso, ou fazer repouso, podem ser sugeridos como soluções. Estes são apenas passos iniciais, mas eles poderão ser complementados com métodos mais potentes: os da Magia.

Magia é usada para resolver estese outros problemas comuns. E ela se torna indispensável quando não se consegue ver a face oculta dos problemas. Você necessita de um esclarecimento sobre o futuro? Faça um chá com botões de rosa, beba-o antes de ir para a cama e relembre seus sonhos. Ou use um pedaço da folha de samambaia chifre-de-veado presa em uma roupa amarela. Você acredita que foi atingida por algum feitiço? Os médicos certamente lhe encaminharão para o psiquiatra mais próximo; bruxas e magos lhe recomendarão salpicar pimenta-malagueta em torno de sua casa e tomar um bom banho de flores de mimosa. A Magia tem muitas –, mas não todas – as respostas.

Existe um ponto importante nessas palavras: a Magia, por mais simples que possa ser considerada, tem o poder de solucionar de forma prática os problemas.

O poder por trás das ervas mágicas é sem forma, indefinido e eterno, e não importa que você o chame pelo nome da deusa das bruxas ou por Virgem Maria. Ele está sempre lá, presente em abundância, não importa onde estejamos no Universo.

Pensar o Poder é moldá-lo. Ele toma várias formas: um animal selvagem tem poder, assim como tem um computador ou um dente-de-leão. Alguns materiais contêm maior concentração de Poder que outros; estes incluem plantas, pedras e metais. Cada substância contém, também, diferentes tipos de poder, ou escalas vibratórias. A vibração de um pedaço de madeira de pinho, por exemplo, é muito diferente da vibração de um perfeito e multifacetado diamante.

Essa escala vibratória é determinada por diversos fatores: fórmula química, forma, densidade etc. Os poderes contidos nas ervas são determinados pelo seu *habitat*, aroma, cor, forma e outras considerações. Substâncias similares usualmente possuem vibrações similares.

A magia das ervas, portanto, é o seu uso para provocar mudanças necessárias. Essas plantas contêm energias – cada uma tão distinta quanto os rostos humanos. Para maiores efeitos, as ervas escolhidas para um feitiço deverão possuir vibrações que se identifiquem com a sua necessidade. O cedro é ótimo para atrair dinheiro, mas não espere dele ajuda em um feitiço de fertilidade..."

(Traduzido do livro *Encyclopedia of Magical Herbs*, de Scott Cunningham, Llewellyn's Sourcebook Series)

Nada é mais essencial que uma planta. Sem elas, a manutenção da vida do planeta seria impossível. Elas contêm a "ideia-mãe", correspondente ao Criador-pai. Possuem a sagrada missão de alimentar a espécie humana e animal, de tornar nosso ar puro pelo milagre da fotossíntese, de possibilitar o abrigo, as roupas, os combustíveis, o papel, a saúde.

O Culto às Árvores é tido como a primeira forma conhecida de religião. Envolvia o sacrifício de seres humanos e animais aos "espíritos das florestas", em troca de proteção contra os infortúnios. Mais tarde, esse costume foi abolido, embora até hoje permaneçam alguns resquícios, como o hábito de bater na madeira para evitar o azar. A árvore permanece como um símbolo de vida e imortalidade, o elo entre a Terra e o plano divino, estando até hoje identificada com vários sistemas religiosos, seja na cultura judaica, a Árvore da Vida; a fabulosa Iggdrasil dos escandinavos; ou a macieira (*crab apple*), adorada pelos antigos celtas, sendo esta última também conhecida como a Árvore do Conhecimento do Bem e do Mal, cujo fruto proibido causou o desterro de Adão e Eva.

Existem várias associações mitológicas entre deidades e árvores: Júpiter e o carvalho (*oak*), Atena e a oliveira (*olive*), Osíris e o cedro, Apolo e o louro.

As árvores são o mais poderoso símbolo da vegetação e quase sempre estivam presentes nas lendas da Antiguidade. Buda, por exemplo, encarnou 43 vezes como árvore. Elas também serviriam de residência aos espíritos, dríades, hamadríades e outros seres sobrenaturais, aos quais eram consagradas.

Ao longo de milênios, filósofos e cientistas maravilharam-se diante dessas doces criaturas – plantas, ervas e árvores – tentando desvendar seus segredos.

Aristóteles afirmava que elas tinham alma, mas não sensações. Muito mais tarde, o pioneiro da Botânica moderna, Carl von Linné, declarou que as plantas se diferiam dos animais e dos homens apenas por sua imobilidade. Quase um século depois, ele foi contestado por Charles Darwin, que provou que elas possuíam o poder de movimento independente e afirmou: "Só adquirem e exibem esse poder quando isso apresenta alguma vantagem para elas". Raoul Francé, no início do século XX, lançou a ideia de que as plantas movem seus corpos com a mesma liberdade que os homens ou os animais, porém o fazem de modo muito mais lento que o nosso. Francé afirmou que elas escavam, investigando a terra, lançam seus galhos observando, giram em círculos definidos, crescem em direção oposta, irresistivelmente atraídas por condições favoráveis.

Existem inúmeros exemplos desse movimento inteligente. As plantas adaptam-se aos seus *habitats*, criando espinhos, padrões de formas e de absorção de nutrientes. Na atualidade, diversas pesquisas têm comprovado a capacidade das plantas de apreenderem as energias vibratórias do meio ambiente, reagindo das mais variadas formas à música, aos sentimentos e às intenções. Elas possuem percepção extrassensorial, podendo ler nossos pensamentos, e têm, ao longo de muitas pesquisas, alimentado a ideia de que são formas muito sofisticadas de vida.

Em sua visão arrogante e limitada, a maioria dos homens nega-se a admitir a inteligência de seres aparentemente diferentes deles. Julgam-se superiores e criam hierarquias tolas e limites bem definidos entre as espécies. Sobre isso nos advertia o grande mestre Paracelso: "Não existe maior inimigo da Natureza do que aquele que se julga mais inteligente do que ela, sem perceber que ela é a nossa melhor escola".

Demócrito, filósofo grego que viveu entre 460 e 370 a.C., que influenciou definitivamente a sabedoria ocidental, antecipou diversos conceitos da ciência moderna. Ele defendia a uniformidade do ser, negando, porém, sua unidade e imobilidade, pois a pluralidade e o movimento são necessários à explicação do universo. Postulava, ainda, a existência do não-ser, a que ele chamava de *kenon* (vácuo). Todos os seres seriam formados de partículas indivisíveis, as quais chamou *atomon* (átomo, isto é, indivisível). Tais partículas, completamente cheias e incompreensíveis, eram homogêneas, mas diferiam em forma, arranjo, posição e tamanho (consequentemente em peso). Os corpos apresentavam diferentes quantidades de átomos, mas as diferenças de qualidade eram apenas aparentes, pois se deviam às impressões causadas nos sentidos pelas diferentes configurações e combinações de átomos. Dizia que todos os fenômenos se compunham de troca ou substituição dos mesmos átomos eternos e, assim, nada na natureza "morreria", no sentido absoluto da palavra.

O filósofo concebeu a alma como sendo também composta de átomos e atribuía a fé em deuses ao desejo dos homens de explicar fenômenos extraordinários (relâmpagos, terremotos etc.) pela criação de um ente supra-humano. Podemos depreender dessa afirmação que Demócrito concebia um deus manifestado na matéria, e não além dela.

Na primeira metade do século XIV, um escrivão público chamado Nicolas Flamel instalou-se em Paris. Ele exerceu também a atividade de professor de Gramática e chegou a ser livreiro e copista. Essa intimidade com os livros muito o ajudou em seus estudos alquímicos. Flamel era membro de várias sociedades secretas que floresciam então em Paris, especialmente de uma que agrupava construtores de catedrais.

É importante esclarecer que a arquitetura medieval envolveu um simbolismo que não estava apenas ligado à religião católica e, por isso, em torno dessas construções reuniam-se muitos estudiosos para interpretar as indicações herméticas contidas em suas incontáveis estátuas, rosáceas e vitrais.

Por volta de 1358, Nicolas Flamel adquiriu um livro de autoria de um certo Abraham, o Judeu, e um pouco mais tarde empreendeu sérios estudos sobre Alquimia. A verdade surgiu à tona posteriormente, revelando que o livro era de autoria do próprio Flamel e resultado do conhecimento adquirido a partir de contatos com os poucos judeus que permaneciam em Paris. Esse livro chegou até nós com o nome de *O Livro da Magia Sagrada de Abramelin*, que inspirou muitos outros magos, antigos e contemporâneos, com sua promessa de encontrar o Sagrado Anjo Guardião.

A história de que Flamel teria sonhado com um anjo que lhe prenunciava o achado do livro é falsa, contada por Albert Poisson. Na verdade, o livro é uma alegoria que Flamel utilizou para explicar, à sua maneira, a matéria-prima da obra. A famosa peregrinação a Santiago de Compostela também não passa de outra alegoria. Para Flamel, essa viagem simbolizava que ele havia decifrado as grandes obras alquímicas que havia continuamente estudado.

Podemos, então, concluir que o contato com o Anjo Guardião é apenas mais uma das formas de concretizar uma obra alquímica. Ouro, anjos, Graal, ou modernamente nossa contrametade (*animus* ou *anima*), são apenas representações do encontro da Unidade.

Um dos homens mais bem-informados sobre o poder de cura e transmutação de energias das plantas foi Paracelso, mestre da Alquimia, arte precursora da Química moderna que, diga-se de passagem, ficou limitada a uma abordagem das funções biológicas do homem mais do que de seu potencial mágico.

Theophrastus Bombastus von Hohenheim, ou Paracelso, nasceu em Einsiedeln, na Suíça, em dezembro de 1493, e seguindo os passos de seu pai formou-se em Medicina.

De natureza inquieta e contestadora, no início de sua carreira envolveu-se em diversos conflitos de natureza ideológica e após receber uma ordem de prisão fugiu, transformando-se em médico-itinerante.

Discípulo de grandes mestres europeus e orientais e sábio observador da Natureza, desenvolveu sua "doutrina das semelhanças simpáticas", segundo a qual todas as coisas vivas revelam sua utilidade específica para o homem por meio de sua estrutura, forma, cor e aroma. Ele recomendava aos médicos que observassem os campos e vissem como as flores acompanhavam o movimento dos planetas, abrindo suas pétalas de acordo com as fases da Lua, o ciclo solar e as estrelas mais distantes. Paracelso acreditava em elementais – fadas, silfos e gnomos – e foi um importante iniciado em Cabala, Astrologia, Magia e Alquimia. Mas era principalmente um médico, e em seus escritos a Medicina ocupa o primeiro lugar. Ele a praticou e ensinou durante toda a sua curta vida.

Paracelso não via o médico apenas como um profissional apto a eliminar sintomas de uma doença, o que era costume naquela época (e ainda é hoje). Ele acreditava que tanto a saúde como a doença resultavam do equilíbrio ou desequilíbrio de todas as energias presentes, baseando-se em uma imagem cósmica do mundo e da humanidade, e reconhecia a ação da natureza invisível no doente ou, em se tratando do remédio, como ela trabalha no visível.

Segundo ele, a arte de curar apoiava-se em quatro pilares: a Filosofia – que significa, antes de mais nada, "abrir-se ao conjunto das forças naturais, observando essas forças invisíveis na penetração da realidade total e perceber o invisível no visível"; a Astronomia – que nos ensina como as estrelas nos influenciam; a Alquimia – útil principalmente na preparação dos remédios; e finalmente, a Virtus – a honestidade do médico.

Hoje, tenho a certeza de que o Dr. Edward Bach iniciou suas pesquisas sobre os florais inspirado por este sábio, que viveu quatro séculos antes dele.

Atualmente, a visão que temos sobre as essências de Bach prende-se ao restabelecimento de padrões emocionais harmônicos, desprezando ou dando pouca importância às possibilidades mágicas contidas em sua natureza essencial, capazes de atuar como transformadoras do nosso mundo visível.

Na verdade, a correspondência dos Florais às Leis de Regência Universal, base de toda a Magia, e sua inequívoca ligação ao processo alquímico, são de tal maneira óbvios que essa ideia se tornou para mim um grande ovo de Colombo e, a partir de agora, assumo a tarefa de estabelecer novos parâmetros associativos que poderão oferecer aos interessados neste tema uma releitura sobre tudo o que até agora foi dito acerca do poder curativo dessas essências.

A Magia reconhece a divindade como imanente ou interna, e defende a ideia de que os seres humanos foram feitos para viver suas vidas repletos de alegria, amor, prazer e prosperidade. Seus princípios negam os conceitos ocidentais de pecado, culpa e castigo divino, atribuindo tais preceitos a uma interpretação errônea das experiências naturais de crescimento.

Muitos são os ramos da Magia, tendo sempre em comum o respeito e o amor pela Natureza, encarada como divina. Verdadeiros magos assumem um total compromisso com o crescimento, evolução e equilíbrio pessoais e universais.

Os talentos mágicos são resgatados por meio de árduo treinamento, cujo objetivo é despertar os poderes psíquicos naturais que todos possuem, e mediante intenções apropriadas e vontade perfeita, aprendemos a atuar sobre os elementos, transmutando-os a nosso favor. É o perfeito entendimento de nossa relação com o Cosmos e suas Leis.

Não quero me deter em considerações sobre Magia branca, negra, cinza ou marrom. Acredito firmemente que a Magia é apenas uma; sua força é que pode ser utilizada de variadas formas, deturpando, às vezes, sua concepção original. Segundo Hermes Trimegisto, em sua *Tábua de Esmeralda,*

> (...) o Bem deve ser a Substância de onde procede todo o movimento e toda a Geração (não existe nenhum ser que seja desprovido dela) e que possui, concentrada sobre si mesma, uma energia que mantém em repouso, sem deficiência e sem excesso, plena, soberana, poderosa, na origem de todas as coisas (...).

Confúcio dizia que o mal que assola a humanidade é o da nomenclatura. Damos nomes errados às coisas e depois não as reconhecemos. Dizia ainda:

> quando uma mãe abandona seu filho, chamam-na de mãe desnaturada. Isso é mentira. Ela é apenas uma mulher desnaturada, pois uma verdadeira mãe não abandonaria seu filho.

Finalmente, podemos definir a Magia como a Arte de despertar o Deus em nós, revelando-nos o poder de transformar os elementos e restabelecer a harmonia.

Um dos principais ramos da Magia é a Alquimia, arte cuja origem se deve às tradições herméticas egípcias, tendo sido praticada amplamente por gregos, árabes e judeus.

Essa tradição tem suas principais raízes nos antigos templos de Mênfis e Tebas. Pelas obras de Zózimo de Panápolis (300 d.C.)

aprendemos que a Alquimia no Antigo Egito era exercida sob o estrito controle do rei e dos sacerdotes, e era proibido por lei escrever qualquer coisa sobre esse tema. Todos os ensinamentos secretos eram confiados exclusivamente à tradição oral.

O estudo e a prática da Alquimia chegaram à Europa sobretudo com a cultura árabe, onde se misturaram com a tradição cristã. Portanto, esta ciência é muitíssimo antiga, mas só com as obras de Paracelso se tornou acessível ao nosso estudo.

Ela consiste em um processo simbólico de transformação de metais inferiores em ouro – símbolo da iluminação e da salvação –, e envolve várias etapas, todas com evidente sentido simbólico.

Os antigos mestres também acreditavam ser possível obter uma fórmula que curasse todos os males que afligiam a saúde do homem, inclusive o da velhice. Esse elixir ficou conhecido como "panaceia", e ainda hoje usamos esse termo ao falar de algum remédio popular e de amplo espectro. A transmutação alquímica, também conhecida como Magnum Opus (Grande Obra), obedece à seguinte sequência:

1 • CALCINAÇÃO • A extinção de todo o interesse pela vida e pelo mundo manifestado, a "morte do profano".

2 • PUTREFAÇÃO • Uma consequência do primeiro estágio, consistindo na desunião dos resíduos destruídos.

3 • SOLUÇÃO • Purificação da matéria.

4 • DESTILAÇÃO • Filtragem da matéria purificada, isto é, "isolamento" dos elementos de salvação separados nas operações precedentes.

5 • CONJUNÇÃO • O casamento dos contrários (união do princípio masculino consciente com o princípio feminino inconsciente).

6 • SUBLIMAÇÃO • O sofrimento que deriva da renúncia ao mundo e da dedicação ao processo de busca espiritual.

7 • COAGULAÇÃO FILOSÓFICA • A união inseparável do princípio fixo (masculino, invariável) com o princípio volátil (feminino, variável).

Portanto, a Alquimia é, em sentido esotérico, um processo de transmutação energético-espiritual: a mutação dos metais inferiores – representantes dos desejos e das paixões terrenas – em ouro – os valores mais altos da espiritualidade, que conferem ao homem sua plena realização interior.

A busca da Pedra Filosofal, do Santo Graal, do Ouro Interior, tem sido abordada sob múltiplos aspectos por homens e mulheres de grande saber. Posso situar o Dr. Edward Bach como um desses buscadores, que identificou nas flores dos campos de sua Inglaterra elementos que possibilitam a transformação alquímica do indivíduo, abrindo-lhe as portas do sucesso em todos os níveis de sua vida a partir do contato, transformação e reconciliação com seus aspectos aparentemente contraditórios ou deturpados.

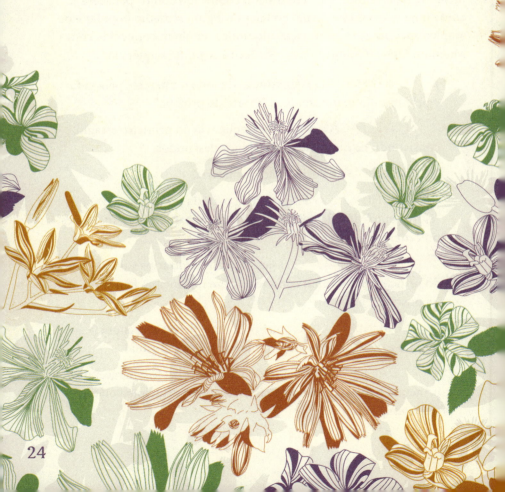

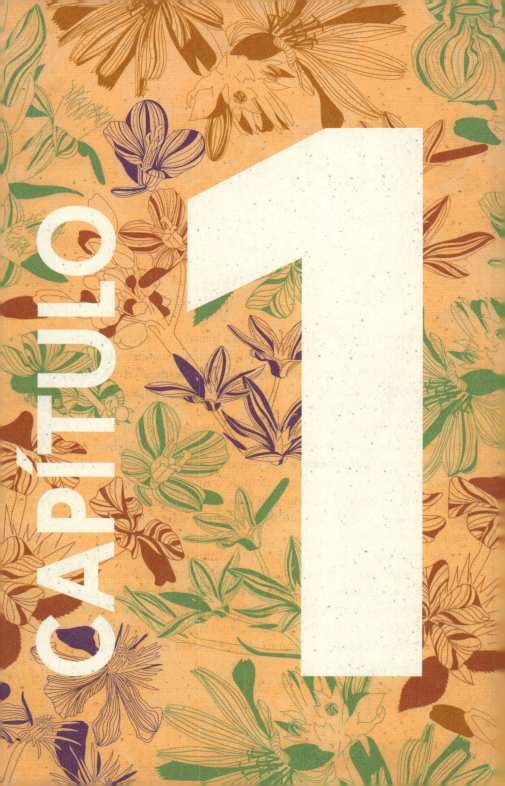

# As leis de regência universal

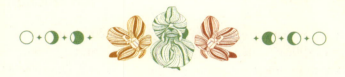

Como taróloga e instrutora dessa maravilhosa Arte, jamais dei início a um curso sem falar desse verdadeiro manual de compreensão da natureza, dádiva de Hermes Trimegisto, também conhecido como Thot, pelos egípcios, ou Mercúrio, pelos romanos.

Hermes, em todas as mitologias, foi representado como o deus-mensageiro, aquele que transmitia a sabedoria dos deuses e a eles levava as súplicas dos mortais. Foi o grande mestre das artes ocultas, como a Alquimia e a Astrologia, além de outras práticas mágicas. Seus ensinamentos deram origem a uma escola denominada Hermética, que se dedica, há milênios, à transmissão de verdades universais.

Sempre que medito sobre esses princípios tenho a sensação de que eles são a base de todas as crenças existentes no planeta, e ao compreendê-los, o ser humano possui, então, a chave para uma existência harmônica, estabelecendo laços definitivos com toda a criação. Cada um deles é motivo de inumeráveis obras repletas de sabedoria arcana, porém o resumo abaixo poderá lhes dar uma boa noção do que representam.

# LEI DO MENTALISMO

*O Ciclo do Ser e do Existir*
Tudo o que Existe egressa do Ser
E regressa ao Ser
O Ser é o Insondável TAO.
Das profundezas do Ser
Nascem todos os seres que existem
O Ser, porém,
É o abismo do Não-existir.
*Tao Te King*, Lao Tsé

*O Caibalion*, livro escrito por três filósofos herméticos anônimos e dedicado à explicação dessas leis, afirma: "todo o mundo fenomênico ou universo é simplesmente uma *criação mental* do TODO, sujeita às *leis das coisas criadas*, e que o universo, como um todo, e em suas partes ou unidades, tem sua existência na *mente* do TODO".

Isso quer dizer, em outras palavras, que Deus nos "pensou" para a existência e que essa criação, portanto, continua a viver e a mover-se ligada à Divina Consciência. Assim, a matéria nada mais é do que a força mental coagulada, e essa força pode assumir mil faces, mas sua origem será sempre a mesma. Dessa maneira, não fica difícil aceitar que, sob condições adequadas, possamos abrir nossa consciência para o Todo, deixando que a luz da Inteligência Sagrada nos possua. Em consequência, também podemos acessar a linguagem com que a natureza se comunica consigo mesma, compreender a fala das plantas e nos identificarmos com elas. Quantas vezes você já ouviu esse comentário: "Nossa, esse gatinho só falta falar!"? Ou ainda: "Acho que esse cristal quer me dizer alguma coisa...". É verdade, eles estão falando MESMO, apenas a nossa sintonia não está afinada com a deles. Isso pode nos parecer um absurdo, mas você já viu uma onda de rádio? É capaz de ouvir o apito para chamar cães? Ou de reconhecer partículas de átomo que formam a atmosfera? Entretanto, a existência desses fenômenos é reconhecida e faz parte de nosso cotidiano.

E é aí que entram os cinco sentidos e o nosso próprio cérebro, que funcionam tanto como filtros quanto como fontes de informação, assegurando nossa concentração nas tarefas específicas que precisamos desempenhar. Sem esses mecanismos seríamos bombardeados por um fluxo insuportável de estímulos e, certamente, enlouqueceríamos. Porém, sob condições especiais – em processos de meditação ou em determinados rituais –, podemos temporariamente neutralizar esse bloqueio e acessar a mente universal, entrando em contato com a Divina Luz (o registro do conhecimento arcano), e aprender sobre o milagre da criação, viajando no tempo e no espaço.

## LEI DA CORRESPONDÊNCIA

O que está em cima é semelhante ao que está embaixo.

Este axioma fala da existência de um princípio básico de semelhança entre tudo o que existe na criação. Observando os ciclos lunares, somos capazes de compreender as marés e a menstruação. Analisando a organização de um formigueiro, podemos extrapolar conhecimento para nossa própria organização social. Contemplando as hierarquias angélicas, podemos estabelecer padrões hierárquicos dentro de nossas empresas, ou até mesmo em nossos lares.

A lei deixa bem claro que o que é verdadeiro no macrocosmo assim o é no microcosmo.

A própria Bíblia contém um grande exemplo desse princípio: ao nomear Simão como Pedro, Jesus lhe disse: "Pedro, tu és pedra e sobre esta pedra edificarei minha igreja, e tudo o que acontecer na terra corresponderá nos céus, e tudo que acontecer nos céus corresponderá na terra.".

A lei da correspondência também nos conduz à escolha apropriada dos instrumentos e ingredientes adequados nas terapias holísticas ou nos processos mágicos. Ervas, pedras, cores, lugares, atividades e ferramentas ativam a energia luminosa à qual estão naturalmente associados, criando condições que se aproximam do estado energético do paciente. Isso nos explica por que os florais podem ser claramente identificados com estados de ânimo e utilizados como remédios eficazes.

Certamente, esse foi um dos princípios que mais influenciou o Dr. Bach em seu processo de aprender o poder curativo das flores.

## LEI DA VIBRAÇÃO

Todas as coisas se movimentam e vibram com seu próprio regime de vibração. Nada está em repouso.

Os movimentos vibratórios hoje podem ser facilmente identificados por aparelhos sofisticados, que vieram legitimar as varinhas dos rabdomantes. A foto Kirlian, por exemplo, é capaz de medir o campo vibratório em torno dos objetos e pessoas, e o espectrômetro já foi utilizado para medir as vibrações dos florais de Bach.

Tenho observado inúmeras pessoas que me procuram queixando-se de falta de amor, dinheiro ou sucesso profissional. Homens e mulheres, muitas vezes atraentes, cultos e bem-nascidos. Na leitura do tarô, quase sempre fica claro que essas pessoas vibram negativamente e, desse modo, estabelecem padrões de aproximação das energias que tanto temem. Em outras palavras: se você vibrar amor, atrairá amor; se vibrar ódio, atrairá ódio; se vibrar rejeição, atrairá rejeição. Essa é a lei; lógica e imutável.

## LEI DA POLARIDADE

Tudo contém o seu oposto. Tudo é dual. Todas as verdades são meias-verdades. Os extremos se tocam.

Quantas vezes já ouvimos essas palavras? Na visão de Hermes Trimegisto, "os opostos são realmente apenas extremos da mesma coisa, com muitos e variáveis graus entre eles".

Os ocultistas usam o princípio da complementaridade, como ele se manifesta – cargas positivas e negativas, como os circuitos elétricos –, e sabem que a carga de qualquer coisa pode ser modificada. Estados mentais ou de ânimo têm polos positivos e negativos, e podem ser alterados pela simples transferência de polaridade.

A recém-descoberta ciência da neurolinguística nada mais é do que uma aplicação ampla desse princípio. Assim como os florais também demonstram grande eficácia nesse processo, cujo objetivo final é a reconciliação dos opostos ou *Tao* – o sagrado caminho do meio –, momento em que podemos viver a unicidade com todas as coisas.

O *Tao Te King*, de Lao Tsé, nos dá um bom exemplo da Lei da Polaridade:

# O EQUILÍBRIO DA VIDA

O excesso de luz cega a vista.
O excesso de som ensurdece o ouvido.
Condimentos em demasia estragam o gosto.
O ímpeto das paixões perturba o coração.
A cobiça do impossível destrói a ética.
Por isso o sábio, em sua alma,
Determina a medida para cada coisa.
Todas as coisas visíveis lhe são apenas
Setas que apontam para o Invisível.
*Tao Te King*, Lao Tsé

## LEI DO RITMO

Tudo se movimenta em círculos, na busca constante da interação entre os opostos.

Essa talvez seja a forma mais simples de compreender uma das mais complexas cartas do tarô – a Roda da Fortuna.

Movimentos cíclicos podem ser observados em tudo o que existe no Universo: a jornada infinita dos astros, em nossa galáxia representada pelo sistema solar; os ciclos lunares; a roda das estações. Civilizações têm surgido, esperançosas, transformando-se em verdadeiras potências, orientando padrões de evolução cultural econômica e espiritual da humanidade e, em dois mil anos, mergulham no abismo da estagnação, desaparecendo no caldeirão do tempo e da decomposição necessária à manutenção do ritmo, que assegura a renovação de tudo.

Como o micro e o macrocosmo estão definitivamente interligados, observamos essa lei atuando sobre nosso universo pessoal a partir do nascimento, vida e morte; da circulação do sangue; do ciclo menstrual; da renovação constante de nossas células; e da repetição de fatos ou sentimentos que se instalam de tempos em tempos em nossas vidas.

É de grande importância viver em harmonia com os ciclos naturais, dentro e fora de nós. Perceber quando o movimento da Roda da Fortuna se apresenta em ascensão, apogeu ou declínio. O filósofo Nietzsche definiu esse princípio afirmando: "Tudo vai, tudo volta; eterna é a roda do ser".

Não podemos alterar a Natureza, mas se nos posicionarmos como sua parte integrante, permaneceremos harmonizados com ela, fazendo um bom uso de cada fase e compreendendo a importância que ela nos sugere. No que diz respeito aos florais, este princípio está traduzido pelas propriedades específicas de cada essência: algumas têm o potencial de iniciar um movimento, outras de suportá-lo, e as mutáveis de adaptar-se a novos ciclos.

## LEI DO GÊNERO

Há cerca de dois mil e quatrocentos anos, na Grécia clássica, nos contava Aristófanes:

> É preciso compreender que nem sempre as coisas foram como são agora. A humanidade era diferente e dividia-se em três gêneros distintos. O masculino – Filho do Sol. O feminino – Filho da Terra. E o comum de dois – Filho da Lua. Esses participavam de ambos os sexos e hoje já não existem, a não ser como um nome insultuoso. Eram Filhos da Lua, por partilharem dos aspectos do Sol e da Terra.
>
> Não havia o ato sexual como o conhecemos e a humanidade se reproduzia como as cigarras.
>
> Esses seres eram dotados de uma robustez formidável e de um orgulho imenso, e assim resolveram empilhar montanhas e construir uma grande torre para escalar o céu e alcançar os próprios deuses.
>
> Tamanha ousadia despertou a fúria de Zeus, o senhor do Olimpo. Era preciso castigar tamanha arrogância! A princípio, pensou em fulminá-los com um de seus raios, mas aí o homem deixaria de existir e não haveria ninguém para lhe prestar reverência e construir templos. E após muito meditar, sentenciou:
>
> – Para que a humanidade deixe de insubordinações, é preciso enfraquecê-la. Vou cortar cada um deles em dois, pois serão mais fracos e, ao mesmo tempo, mais proveitosos, pois seu número dobrará.
>
> Daí em diante, cada um destes novos seres, sendo apenas metade, passou a sentir uma terrível saudade da metade que lhe faltava e

passou a andar tonto e desesperado. Quando um deles encontrava outro meio ser, enlaçavam-se e deixavam-se ficar agarrados no chão, na ânsia de tentarem se reunir e voltar a ser UM. Afinal, por nada mais se disporem a fazer um sem o outro, começaram a morrer de inanição e tristeza.

Condoído, Zeus procurou uma nova solução. Recriou então seus órgãos sexuais, para que passassem a funcionar, uns como machos e outros como fêmeas. A partir daí, quando duas metades se encontravam, passavam a compartilhar do efêmero sentimento de serem UM, ainda que por alguns momentos, e esta satisfação foi suficiente para que a humanidade voltasse a viver e trabalhar.

Muito mais tarde, o Dr. C. G. Jung concebeu o princípio de *anima* e *animus*, segundo o qual afirma que cada pessoa contém aspectos masculinos e femininos, independentemente de seu gênero físico. Yin e Yang são os símbolos chineses para essa manifestação. Se os observarmos atentamente, veremos que cada um contém o outro.

A aceitação de nosso aspecto oposto é a chave para a ampliação de nossos poderes. A liberdade criativa, a personalidade integrada e a recusa ao comportamento estático são resultados do reconhecimento de nossa natureza andrógina.

Todas as coisas no Universo movimentam-se em busca de sua complementação, e sempre que Yin e Yang se encontram uma nova vida se inicia. Podemos observar esse conceito nos casais divinos – Zeus e Hera, Ísis e Osíris e muitos outros. E, não vamos esquecer, Adão e Eva, pais da raça humana, segundo o cristianismo.

No que toca aos florais, a Lei do Gênero está identificada com a energia ativa e/ou passiva contida nas plantas utilizadas, assim como a de quem a recebe, pois é nesse casamento alquímico que ocorre a transmutação.

# LEI DE CAUSA E EFEITO

Essa talvez seja a mais conhecida das leis herméticas. Em minhas pesquisas sobre religiões comparadas, pude encontrá-la claramente descrita em todas. Ela nos ensina que para cada efeito existe uma causa, e que cada causa é, em si mesma, um efeito de outra.

Isso sempre me faz lembrar de um concurso internacional de dominó, realizado anualmente na Rússia. O objetivo é construir uma estrutura de milhares de peças e então, em ato contínuo, por meio do deslocamento de uma única pedra, fazer ruir em cadeia o dominó.

Se pararmos apenas um minuto para refletir, podemos concluir que nossas ações, pensamentos e sentimentos podem influenciar em eventos externos. Isso nos dá a real dimensão da importância do papel que desempenhamos no desdobramento dos acontecimentos.

Quando eu era criança, assisti a um filme cujo nome não sou capaz de lembrar, mas que era estrelado por Cary Grant. Contava a história de um homem que ao sair de casa pela manhã foi apedrejado por um menino. Perplexo, resolveu investigar as circunstâncias daquela agressão e partiu para colher informações sobre a vida do garoto. Após um dia inteiro conversando com a mãe, a professora, o pai, o comerciante, o amiguinho, enfim, com as pessoas que compunham o universo cotidiano de seu agressor, descobriu, ao final do filme, que ele havia provocado a pedrada que mudou o curso do seu próprio dia.

É difícil admitir que somos responsáveis por tudo o que acontece em nossas vidas. Em uma cultura que preserva e estimula o martírio, é normal a tendência de atribuir culpa a fatores externos. "É o meu carma", diz a maioria. "É trauma de infância", afirmam os psicanalistas. "Foi castigo de Deus", brada o pároco. "A culpa é dele!", chora a esposa traída.

Se observarmos as leis descritas anteriormente, não será difícil reconhecer nosso papel sagrado de agentes da mudança e do poder, que nos foi concedido pelo Criador, de atuar como transformadores de circunstâncias adversas, simplesmente refletindo a cada palavra, atitude ou pensamento e reconhecendo que nossos atos podem interferir e modificar não só nossas vidas, como as dos outros, e por correspondência, a de todo o Universo.

O Dr. Richard Bach era adepto da teoria do Dr. Hahnemann, Pai da Homeopatia, de que não existem doenças e sim doentes. A fonte da cura e do desequilíbrio está em nós, e depende apenas de nós a manifestação de um ou de outro estado.

Aleister Crowley, mago inglês que viveu entre o final do século XIX e no século XX, afirmou: "Todo homem e toda mulher é uma estrela".

Somos o centro de nosso sistema, e como tal devemos estar atentos ao compromisso assumido perante as energias superiores.

Pitágoras, em seus maravilhosos *Versos dourados*, adverte:

> De modo que esclarecido acerca de teus direitos verdadeiros,
> Teu coração de vãos desejos não mais fará o repasto.
> Verás que os males que devoram os seres humanos
> São o fruto de sua escolha; e que esses infelizes
> Buscam longe de si os bens de cuja fonte são portadores.
> Poucos sabem ser felizes: joguetes das paixões,
> Alternativamente sacudidos por vagas contrárias
> Sobre um mar sem margens, eles rolam cegos,
> Sem poder resistir nem ceder à tormenta.
> Deus! Vós os salvaríeis restituindo sua visão...
> Mas não: cabe aos seres humanos, cuja raça é divina,
> Discernir o erro e ver a verdade.
> A natureza lhes serve. Tu que a penetraste,
> Homem sábio, homem feliz, respira no porto.
> Mas observa minhas leis abstendo-te das coisas
> Que tua alma deve temer distinguindo-as bem;
> Deixando sobre o corpo reinar a inteligência:
> Para que, elevando-te no éter radioso,
> No seio dos imortais, tu mesmo sejas um deus.

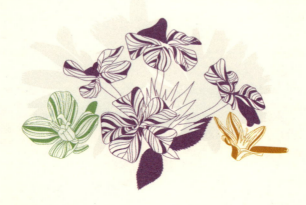

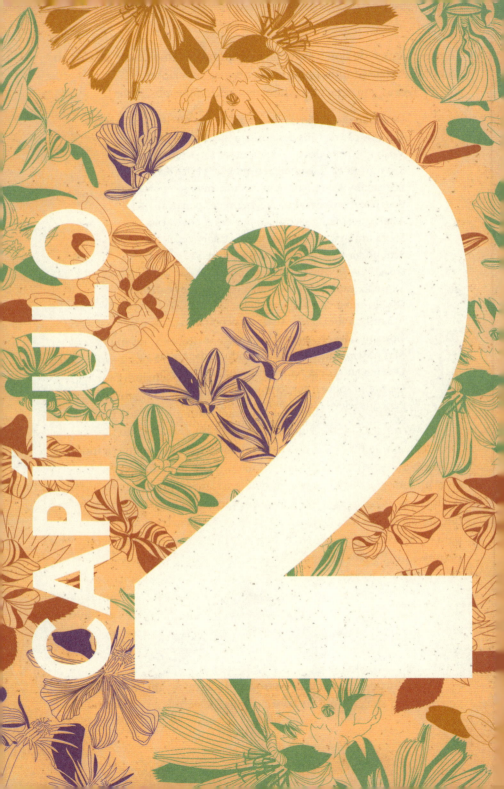

# Edward Bach
## O MAGO DOS FLORAIS

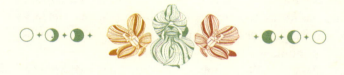

Nascido em setembro de 1886, em Moseley, na Inglaterra, quando menino Edward Bach já demonstrava grande amor pela Natureza, além de uma profunda sensibilidade. Aos 20 anos, ingressou na Faculdade de Medicina de Birmingham, onde especializou-se em imunologia, bacteriologia e saúde pública.

Na Primeira Guerra Mundial (1914-1918), trabalhando no Hospital Universitário, tratando feridos de batalha, observou o quanto a índole e o temperamento dos pacientes influía no desenvolvimento de suas enfermidades; os aspectos psicomentais seriam os verdadeiros causadores de doenças. A partir daí, iniciou a elaboração do corpo teórico daquilo que seria a futura Medicina Floral. Antes disso, Bach criou uma vacina para doenças crônicas, que o tornou reconhecido e respeitado como pesquisador. Os Nosódios de Bach combatem uma grande variedade de organismos presentes no intestino e estão em uso até hoje.

Em 1919, trabalhando como patologista do Hospital Homeopático de Londres, teve seu primeiro contato com a Homeopatia e encantou-se com ela. Era o elo que faltava para que concluísse seu projeto, uma vez que a produção das essências florais obedece aos mesmos princípios homeopáticos.

A partir de experiências pessoais, Bach foi se aprofundando cada vez mais em suas pesquisas sobre as relações entre a personalidade, os conflitos de ordem psicomental e as doenças físicas. Chegou à aceitação da existência de corpos mais sutis do que o físico e de que a origem das doenças orgânicas estava definitivamente relacionada com estados de desequilíbrio da alma. No verão de 1930, ele abandonou seu próspero consultório médico em Harley Street, na certeza de que poderia encontrar na Natureza elementos capazes de interferir nos distúrbios da personalidade humana.

Em companhia de Nora Weeks, que trabalhava como radiologista em seu consultório, perambulou pelos campos ingleses e montanhas do País de Gales à procura de plantas silvestres que, acreditava, possuíam o segredo da cura dos males físicos e espirituais da humanidade. Encontrou nas flores, representantes da beleza da mãe-Terra, as propriedades capazes de curar aquilo que representa o lado "feio" ou doente do ser humano.

Como Paracelso, Bach também acreditava nas radiações emitidas por todas as coisas vivas. Ele se deu conta de que as plantas com altas vibrações eram capazes de reerguer nas pessoas as vibrações em declínio. Como disse a respeito, "os remédios herbáceos têm o poder de elevar nossas vibrações e assim ativar o poder espiritual, que purifica a mente e o corpo, e cura".

Seu método não era atacar a doença, e sim impregnar o corpo com as vibrações das flores silvestres, em cuja presença "o mal se derreteria como a neve ao Sol".

Bach sustentava que o próprio doente é responsável pela mudança de seu estado de espírito, interferindo positivamente sobre a doença, muito embora vibrações saudáveis ajudem-no a recuperar o desejo de se sentir bem. "Não é a doença que precisa de tratamento. As doenças não existem; o que existem são pessoas doentes."

Com base nessa afirmação, ele concluiu que, apesar de existirem milhares de manifestações de doenças físicas, as causas psicológicas são relativamente poucas. Inspirado pelas suas observações, descobriu que existiam 12 estados mentais principais:

1 • MEDO
2 • TERROR
3 • TORTURA MENTAL ou PREOCUPAÇÃO
4 • INDECISÃO
5 • INDIFERENÇA ou ENFADO

6 • DÚVIDA ou DESÂNIMO

7 • EXCESSO DE PREOCUPAÇÃO COM OS OUTROS

8 • FRAQUEZA

9 • FALTA DE CONFIANÇA EM SI MESMO

10 • IMPACIÊNCIA

11 • EXCESSO DE ENTUSIASMO

12 • ORGULHO ou INSOCIABILIDADE

É curioso como Bach contava com a intuição no processo de descoberta e preparação de suas essências. Pelo tato, era capaz de sentir as vibrações e o poder emitidos por qualquer planta que desejasse testar; algumas causavam-lhe um efeito estimulante, quer no corpo, na mente ou no espírito; outras o faziam vomitar, sentir dores, ter febres e erupções cutâneas. Era guiado em sua busca pelo mais puro instinto.

Ele possuía uma natural afinidade com a ordem arquetípica que dita as leis naturais e que, de verdade, rege seus processos, e acredito não ser gratuita a escolha dos números 12 e 7 em todas as classificações de Bach: os 12 remédios, os 12 principais estados mentais, os 7 títulos sob os quais, mais tarde, ele agrupou suas 38 essências... Em seu livro *Heal Thyself*, ele enumera o que acreditava serem as principais doenças do homem: o orgulho, a crueldade, o ódio, o amor-próprio, a ignorância, a instabilidade e a gula. Novamente o número 7! Os próprios Nosódios eram constituídos por sete doses administradas por via oral.

Hoje sabemos que, além de sua extrema sensibilidade, Bach também era maçom e, portanto, um iniciado nos Mistérios. Existem relatos da existência de outros iniciados em sua família. O fato é que a ligação arquetípica entre as classificações estabelecidas e as Ciências Herméticas fica muito clara até mesmo para leigos, se levarmos em conta o significado oculto desses números sagrados.

Os 12 florais originais descritos a seguir, bem como os 26 subsequentes, relacionam-se com estados de ânimo que se instalam temporariamente nos indivíduos (às vezes por tanto tempo que nos levam a crer serem eles um padrão preexistente de comportamento). No entanto, é importante que se diga que pessoas não "são" e sim "estão" sob determinados condicionamentos, e o objetivo dos florais é despertar sua natureza luminosa original; reconduzi-las ao ponto de equilíbrio entre os seus próprios opostos.

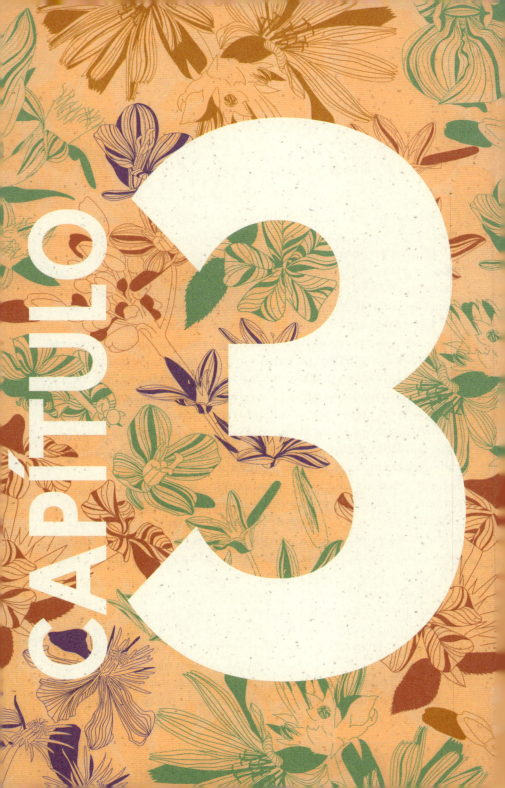

# Os Florais
## APRESENTAÇÃO E IMAGENS

As páginas a seguir apresentam os 12 florais originais, acompanhadas dos apelos correspondentes. Os textos foram inspirados no *The Original Bach Flower Color Cards*, conjunto de cartas divididas em 38 florais com as indicações e 38 com os apelos. As ilustrações das cartas originais foram concebidas intensificando a forma e a cor predominantes de cada flor, uma vez que a visualização é um dos instrumentos auxiliares na sensibilização aos remédios por meio do processo cinestésico.

Esse baralho vem sendo muito utilizado para autoprescrição dos remédios e, muitas vezes, ao usá-lo em meu consultório de tarô, tive provas inequívocas de sua eficácia. O processo de escolha da fórmula se dá de uma maneira bem simples: o cliente manuseia as cartas do primeiro grupo, embaralhando-as. Depois as deposita sobre a mesa, viradas para baixo. Após refletir por alguns segundos sobre os fatores que o estão desarmonizando, escolhe cinco cartas pelas cores que mais o atraem.

É muito interessante observar a sincronicidade estabelecida entre os florais que se revelam e o estado de ânimo do cliente. Ao término da seleção do remédio, o cliente poderá buscar no outro grupo os apelos correspondentes aos florais indicados.

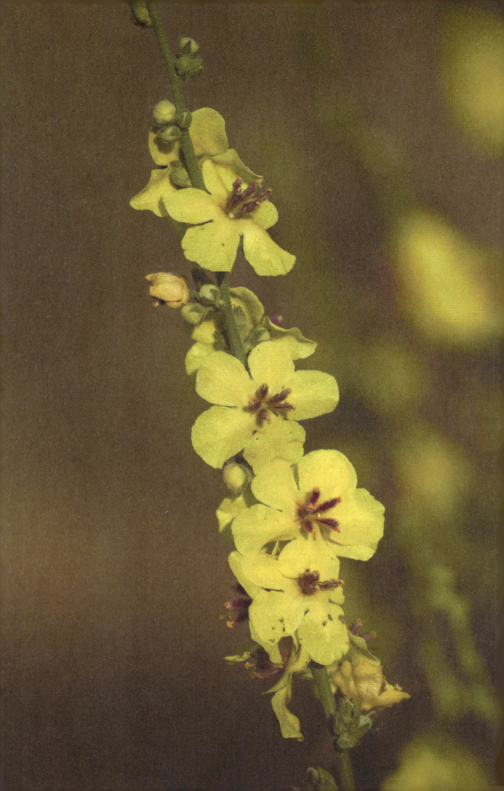

# AGRIMONY

## AGRIMONIA EUPATORIA

*Todo o processo de evolução necessita de estabilidade.*
*Eu estou seguro e cheio de amor.*

Primeira planta testada por Bach, é uma herbácea que cresce em profusão à beira de estradas e em campos. Dá uma espiga de flores amarelas, com numerosos estames. Ele descobriu que uma infusão feita com ela funcionava como um ótimo remédio contra a preocupação que se oculta sob uma aparência jovial.

As pessoas Agrimony sofrem de inquietação mental causada por pensamentos agitados, não gostam de ficar sós, buscando companhia para esquecer suas preocupações e, por isso mesmo, demonstram sempre um ar despreocupado, temendo afastar os amigos, dos quais tanto precisam. No auge do estresse poderão buscar no álcool, nas drogas ou até mesmo na comida, uma tentativa desesperada de atenuar seu tormento.

Agrimony ajuda a despertar o lado alegre, bem-humorado e refinado, sem fingimento, restaurando a capacidade inata de companheirismo, temperamento pacificador e um genuíno otimismo. Assim, o *happy hour* em uma instituição internacional deixa de ser uma pausa entre os problemas da empresa, ou um intervalo das dificuldades domésticas, para se tornar um momento de pura confraternização e reciclagem de ideias, quando novas soluções criativas poderão emergir.

**PALAVRAS-CHAVE:**
Tortura mental disfarçada de alegria

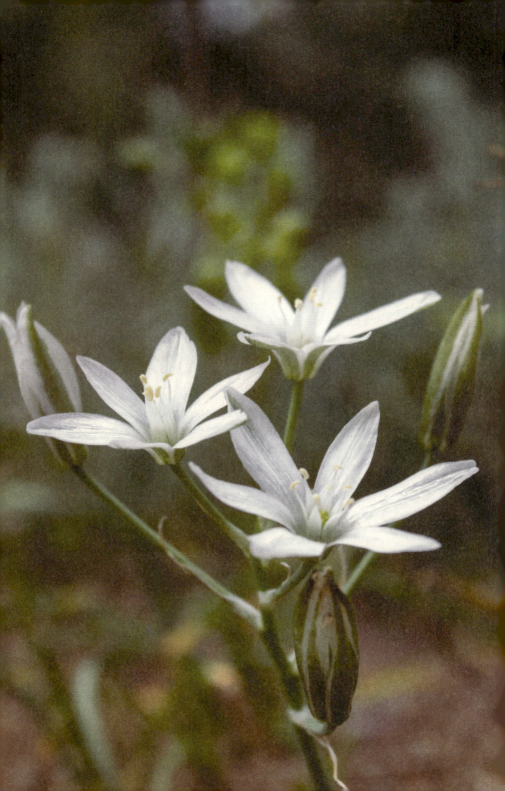

# CENTAURY

## *CENTAURUM UMBELLATUM*

*Minha tarefa na vida é esforçar-me para ser reconhecido e ser um conquistador consciente.*

"Capacho" – essa é a palavra que melhor designa essas pessoas. Tímidas, possuem pouca força de vontade, sendo facilmente dominadas. Incapazes de dizer não, têm seus pensamentos e ações influenciados pelo que dizem ou pensam os outros. Servis, poderão ser apegadas à família ou a um dos pais, sacrificando-se, em vez de ajudar de bom grado.

Tenho encontrado pessoas maravilhosas que abriram mão de suas próprias vidas, sacrificando sonhos de maternidade, casamento, profissão, para assumir a responsabilidade de cuidar de pessoas da família – pai, mãe, tios – até a sua morte. Na maioria das vezes, são membros de famílias numerosas que, se assim o quisessem, poderiam facilmente dividir responsabilidades, mas quando identificam um tipo Centaury em seu meio, a ele delegam o peso global.

No ambiente de trabalho, o mesmo acontece. Eles sempre fazem hora extra, "quebram o galho" dos colegas em tarefas extraprofissionais, sem jamais discutir. Quando alguma coisa vai mal, a culpa é sempre deles – incapazes de se defender. Na hora da promoção são sempre esquecidos e ninguém imagina que possam precisar de um aumento de salário.

Em seu aspecto positivo, essas gentis e amorosas pessoas poderão aprender a servir de forma sábia, sabendo o momento exato de dar ou manter-se à parte. Alguém com uma forte individualidade, aliando sua disposição natural em cooperar a uma imagem de segurança no julgamento das questões do seu dia a dia, sustentando suas opiniões e sendo um membro reconhecidamente útil em seu meio.

**PALAVRA-CHAVE:**
Subserviência

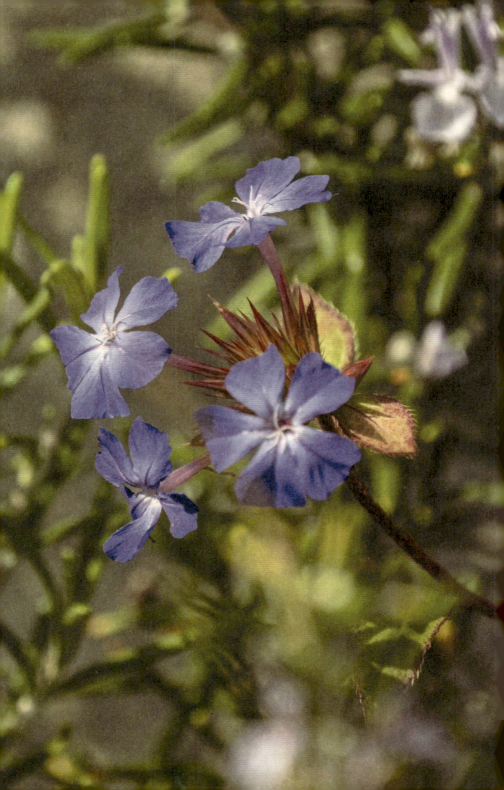

# CERATO
## *CERATOSTIGMA WILLMOTTIANA*

Eu aceito a responsabilidade por minha própria vida.
Eu confio na minha voz interior.

Ele não acredita em suas próprias capacidades. Suas convicções oscilam como as ondas do mar. Fala muito, em uma tentativa desesperada de chamar a atenção em seu meio. Está sempre fazendo perguntas e mais perguntas, e a cada resposta muda todo o seu plano de vida. Quando as coisas não funcionam a contento, caem em um profundo estado de insatisfação que, em vez de levá-los a considerar suas próprias opiniões, simplesmente faz com que procurem o próximo conselheiro. Sua tendência à imitação poderá levá-lo a ser médico porque seu irmão fez essa escolha, quando na verdade qualquer teste vocacional teria apontado seu talento para a arte. Tendem a sugar a vitalidade dos outros na busca de aconselhamento.

Cerato desperta a capacidade intuitiva e a certeza de que suas decisões serão certas. A mente retorna à sua condição original de força, tornando-o capaz de decidir de modo rápido e eficiente sobre questões que, na realidade, afetam apenas à ele.

**PALAVRAS-CHAVE:**
Busca conselho e confirmação nos outros.

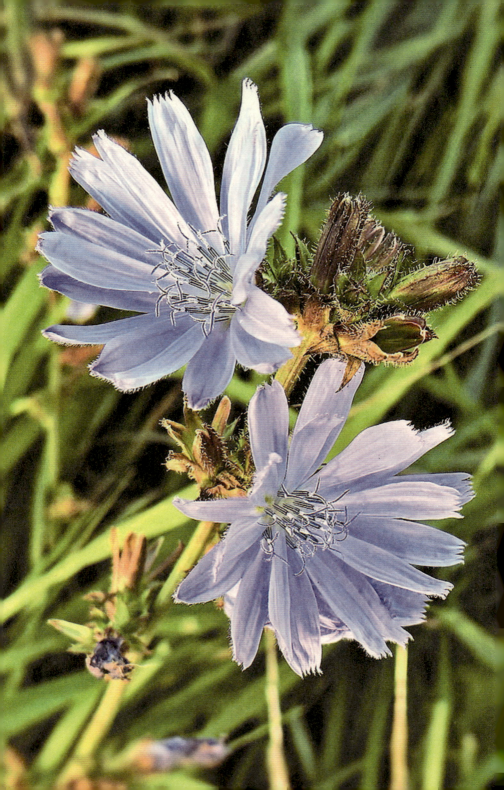

# CHICORY
## CICHORIUM INTYBUS

Eu posso me amar.
Eu reconheço que cada um
tem que seguir seu plano de vida.

"Você me deve isso! Carreguei você nove meses na minha barriga! Você só chegou aonde está porque eu me sacrifiquei! Tudo bem, pode ir. Você não se importa mesmo comigo! Não, estou bem. Qualquer coisa os estranhos me ajudam." Chicory é capaz de dar a vida por você, mas só se depois da salvação você oferecer a sua, em uma bandeja de prata.

Possuídos por uma incontrolável necessidade de ajudar o próximo, exigem que os outros se ajustem ao seu "elevado sentido de valor", especialmente em relação aos que lhes são mais próximos e queridos, levando sua interferência a níveis enlouquecedores de manipulação. Falam dos "favores ou deveres que lhes são devidos" e, se contrariados, se tornam irritáveis, egoístas, falsos e voluntariosos. É um verdadeiro envenenamento por emoções!

Em seu aspecto positivo, os tipos Chicory são indivíduos preocupados e zelosos: amorosos com os outros, sem egoísmo.
Reconhecem a necessidade de dar sem intenção, e de não receber coisa alguma em troca.
Percebem que o amor e a generosidade lhes pertencem e que essas fontes são autoalimentadas por meio de sua simples expressão.

**PALAVRAS-CHAVE:**
Possessivo, egoísta

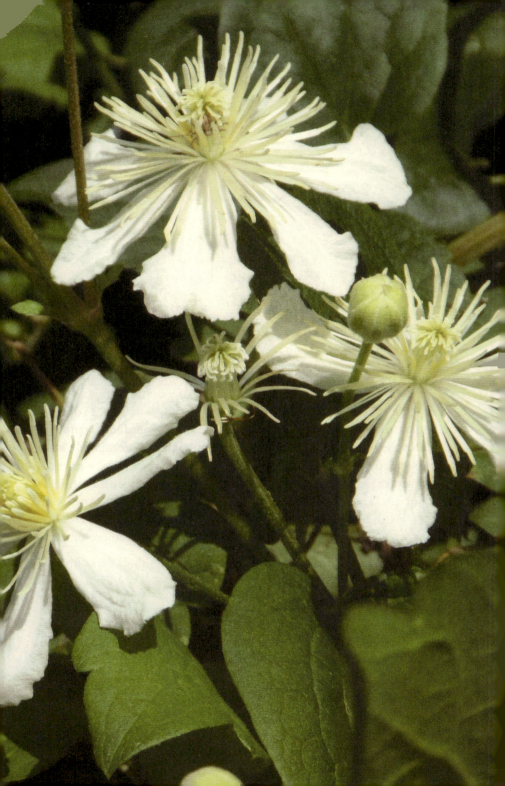

# CLEMATIS

## *CLEMATIS VITALBA*

Eu observo meus pensamentos.
Eu decido quais pensamentos
são importantes e atuo de acordo.

Olhar perdido. Falta de atenção. Indiferença. Sonhadores.

Viver em um mundo de sonhos pode ser o ideal romântico de muitos e não é uma ideia de todo desprezível, em face da complexidade do mundo atual. Mas para concretizar os sonhos é preciso ter os pés na terra e a cabeça no céu. Sonolentos, os tipos Clematis gostam de tirar sonecas a qualquer momento e, mesmo quando acordados, guardam aquele ar de sonolência, que lhes confere um aspecto indiferente e desolado. Podem ocupar seus dias sozinhos diante da televisão, assistindo velhos seriados, dormindo e acordando, para fugir das dificuldades do cotidiano.

Quando equilibrados, são uma verdadeira bênção para o mundo. Sensíveis à inspiração, idealistas e com um vivo interesse por todas as coisas, podem ser escritores, atores, artistas ou curadores.

**PALAVRAS-CHAVE:**
Sonhadores,
falta de interesse
no presente

Lindas pessoas que, sem desprezarem o lado prático das coisas, serão capazes de manter viva a chama da Criação.

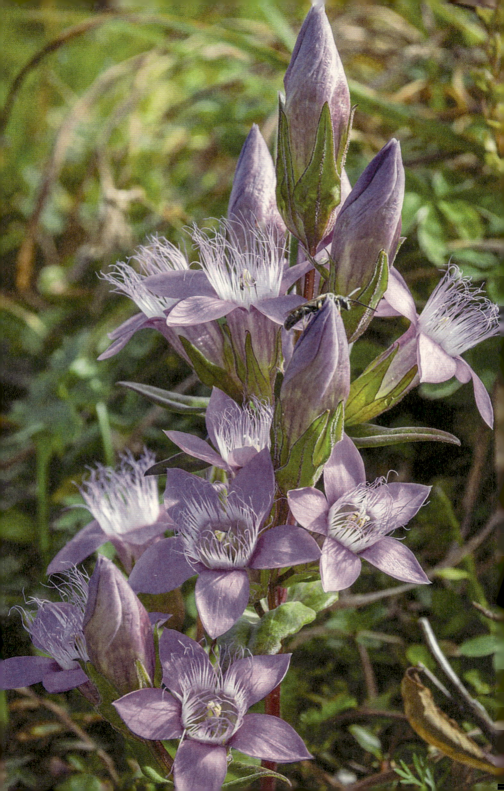

# GENTIAN

## *GENTIANA AMARELLA*

Eu posso enfrentar meus problemas.
Eu sou corajoso o suficiente para crescer lentamente,
assim como faz a Natureza.

"Quanto pior, melhor."

É assim que ele se porta. A cada fracasso, mergulha em um abismo de melancolia e negatividade. Recusa-se a acreditar que sua falta de fé e compreensão impedem que seus problemas sejam superados. Sua atitude negativa frequentemente atrai condições desfavoráveis à realização de seus projetos.

Sua necessidade de poder e controle sobre as circunstâncias vira-se contra ele, tomando a forma de um dragão de fogo, cruel e invencível, restando-lhe apenas o consolo de recolher-se em seu quarto escuro e remoer seu desgosto e impotência. É o "emburrado", com o perdão de seu semelhante, que lhe parece muito mais sábio e persistente. Aquele indivíduo que ao encontrarmos na rua, diante de um simples: "Olá, como vai?", desfia um interminável rosário de queixas, deixando seu interlocutor em dúvida sobre a preservação de certos hábitos, como uma amável saudação em uma rua qualquer da cidade.

Já esses tipos positivos não reconhecem o fracasso e preferem apenas admitir que estão dando o melhor de si. Nenhum obstáculo é intransponível. Nenhuma tarefa é difícil demais. Donos de uma vontade férrea, poderão ser um grande exemplo de "*self-made man*", pois sua imensa fé em si mesmos e no ritmo da vida serão grandes aliados na superação de dificuldades.

**PALAVRAS-CHAVE:**
Desalento,
desinteresse

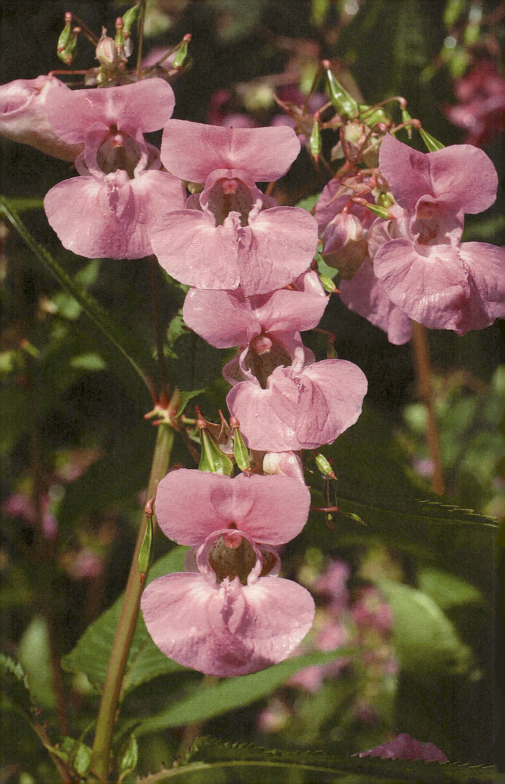

# IMPATIENS
## IMPATIENS GRANDULIFERA

Todas as coisas têm seu tempo.
Eu relaxo e aguardo o meu.

A tensão mental provocada por frustração e outras pressões faz desse indivíduo alguém irritadiço, impaciente e nervoso. É o "apressadinho".

A necessidade de imprimir um ritmo vertiginoso a tudo que faz dificulta o trabalho em equipe e pode torná-lo suscetível a acidentes.

O tipo Impatiens é facilmente reconhecível em pessoas que terminam a frase do interlocutor, se este fala devagar, tornando o diálogo um exercício exasperante para ambos. É aquele aluno ou amigo que, à primeira palavra do outro, "já entendeu tudo", passando depois pelo vexame de reconsiderar suas opiniões, quando a explicação termina.

Quando equilibrados, a impaciência converte-se em dinamismo e suas conclusões serão menos apressadas, dando a chance de refletir antes da ação.

**PALAVRA-CHAVE:**
Impaciência

Estando mais relaxados, pacientes e tolerantes, poderão ser mais gentis quanto às limitações dos outros e reagirão de maneira mais saudável às situações desagradáveis.

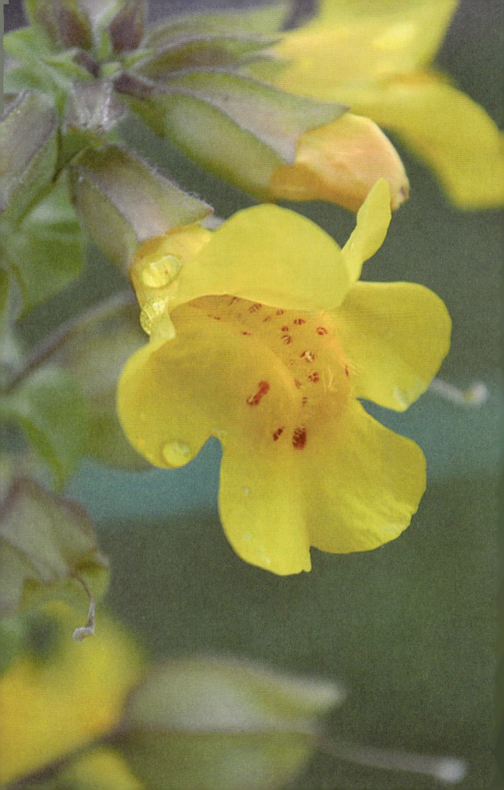

# MIMULUS

## *MIMULUS LUTEUS* ou *MIMULUS GUTTATUS*

Eu posso me libertar dos fardos do passado.
Eu ganho nova coragem.

O medo é, sem sombra de dúvida, a força mais destrutiva que o ser humano conhece. Ele é o grande responsável pelo retrocesso da alma. E, também, pela imobilidade, estagnação, frustração, infelicidade, desamor e muitos outros sentimentos negativos.

Bach dedicou alguns florais a esse tema, pois são muitas as formas de medo que se intrometem como tentáculos de um verme asqueroso envolvendo nossos corações, mentes e espíritos, destruindo a fé da criança que um dia esteve tão livre em nós, instalando seu reino de trevas, repleto de ameaças.

Medo de doenças, da morte, de acidentes – da dor. Medo do escuro, da umidade, do frio e da pobreza. Medo de pessoas, animais, perdas. Mimulus é o floral dos que falam pouco quando em público; ficam corados facilmente, revelando uma timidez que pode lhes alterar até mesmo a fala, tornando-os gagos e impotentes perante tantas possibilidades destrutivas.

Mimulus auxilia na restauração da coragem serena de encarar processos e dificuldades com equanimidade e humor. É a possibilidade de, por meio do controle das emoções, desfrutar a vida sem medos irracionais, superando por meio do amor e da compreensão as coisas que não gostamos e não compreendemos.

**PALAVRAS-CHAVE:**
Medo de coisas conhecidas

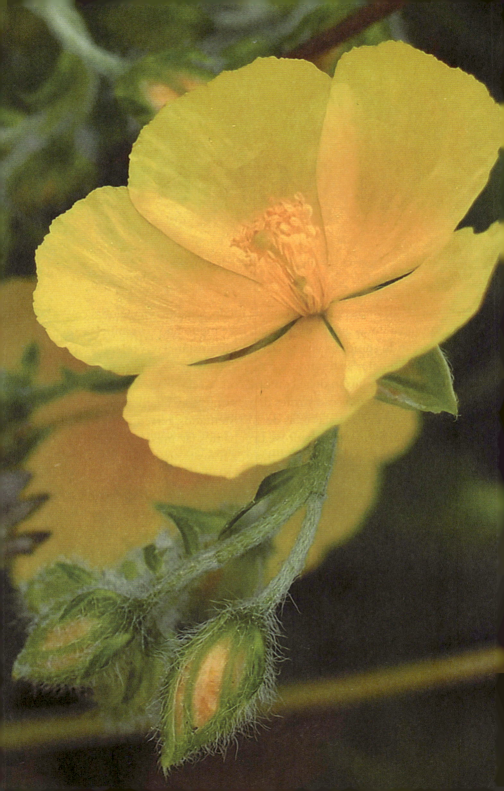

# ROCK ROSE
## *HELIANTHEMUM VULGARE*

*Deus me ama e me presenteia com confiança.
Estou preenchido com uma nova esperança.*

Aqui abordamos um outro tipo de medo. O pânico irracional causado por acidentes ou riscos de vida. Esse medo não se manifesta apenas quando somos as vítimas dessas circunstâncias, podendo também nos acometer se testemunhamos algo aterrorizante, se há pânico na atmosfera. Hoje em dia é comum, com a velocidade da comunicação, presenciarmos catástrofes diárias que se instalam em nossas salas, ao vivo e à cores, pelas telas de TV. Atentados, terremotos, incêndios, são visitantes assíduos. A neurose urbana nos faz presenciar diariamente cenas de violência. Brigas de trânsito, assaltos à mão armada, espancamento de crianças. Aos poucos, nossa mente vai acumulando essas informações ameaçadoras; os pesadelos tornam-se mais frequentes e, um dia, acordamos presos em um terror imobilizante. Uma sensação de risco iminente.

**PALAVRA-CHAVE:** Pânico

Rock Rose é o floral que desperta nossa coragem. O guerreiro em nós. A aceitação antecipada do risco e a disposição de combatê-lo com força de vontade e caráter.

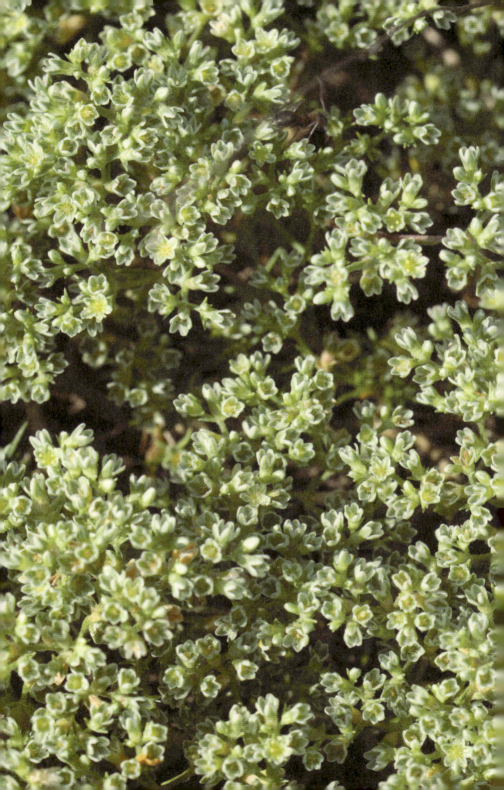

# SCLERANTHUS

## *SCLERANTHUS ANNUUS*

*Eu peço por equilíbrio e clareza interior.*
*Eu fico seguro de minhas decisões.*

O equilíbrio é a base da harmonia do Universo.
Uma balança sagrada, que constantemente se move em direção
ao centro equilibrador – o fiel. A espada de Têmis.

O tipo Scleranthus é caracterizado pela indecisão. Sua mente
atormentada hesita sempre entre duas possiblidades. Seu estado de
ânimo varia entre a luz e a sombra, e é capaz de experimentar estados
extremos de alegria e tristeza, energia e apatia, otimismo e pessimismo.

Sua inquietação se traduz em uma conversação intermitente, ou no uso
de roupas estranhas, que lhe conferem uma aparência volúvel. Tenso,
tende a ter ânsias de vômito em viagens de carro ou avião.

Esses indivíduos podem não ser confiáveis, uma vez que lhes falta
equilíbrio e estabilidade, além de terem uma constante mudança de
perspectiva. Eles desperdiçam tempo e perdem oportunidades.

Reequilibrados, possuem calma e determinação.
São capazes de tomar decisões rápidas, pois sua
mente está alerta e orientada para o centro
de sua vontade, em vez de se transformarem em joguetes
de emoções desordenadas.

**PALAVRAS-CHAVE:**
Incerteza, indecisão

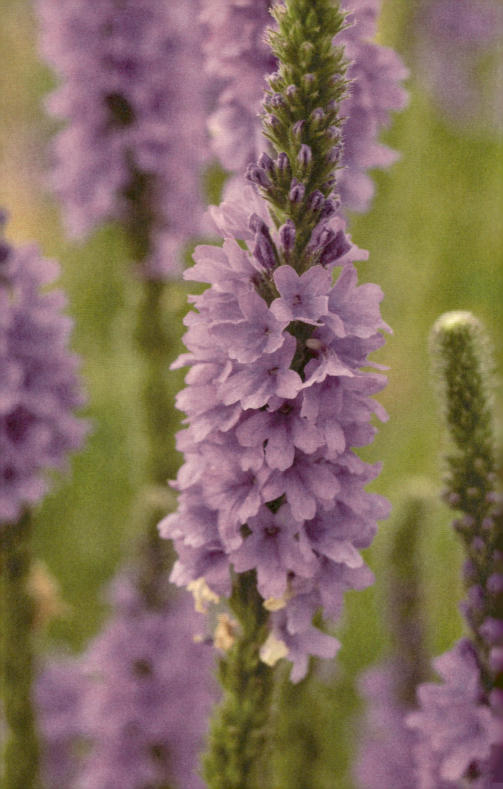

# VERVAIN
## *VERBENA OFFICINALIS*

Eu deixo minhas energias fluírem
e mantenho a mente aberta para novos estímulos
que se apresentem em minha vida.

*Workaholic*. Essa é a melhor definição para os tipos Vervain. Indivíduos que simplesmente não respeitam seus limites físicos e mentais e se envolvem em suas causas de maneira fanática e perfeccionista, usando sua energia mental até o limite do estresse.

Os Vervain têm a mente sempre adiante e tendem a assumir muitas atividades ao mesmo tempo. Como resultado de tal proeza, acabam por sofrer um curto-circuito cerebral, que os impossibilita de "desligar" a mente, levando-os a um estado de insônia, tensão, dores de cabeça e distensões musculares.

Vigorosos, entusiásticos, dominadores e nervosos, esses tipos são donos de uma vontade férrea e raramente mudam de opinião, embora adorem argumentar.

Precisam aprender que as realizações são alcançadas muito mais pelo "Ser" do que pelo "Fazer". E que a imagem de um líder calmo, sábio e tolerante apenas vai estimular sua grande coragem para encarar o perigo com decisão, fazendo com que todos o apoiem e se disponham a trabalhar em conjunto. Ainda que tendam a manter suas opiniões, podem mudá-las caso os argumentos sejam sólidos.

**PALAVRAS-CHAVE:**
Tensão, hiperansiedade

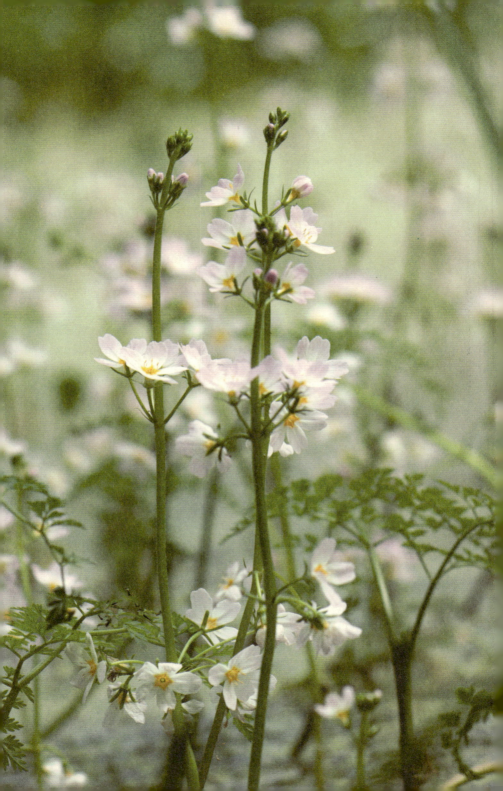

# WATER VIOLET

## *HOTTONIA PALUSTRIS*

*Vida significa dar e receber. Eu posso oferecer ajuda e amor, e posso aceitá-los também.*

O indivíduo Water Violet assemelha-se a um condor, orgulhosamente pousado no alto de um pico distante. Olímpico, contempla a vida e as pessoas de maneira distanciada, indiferente, parecendo desdenhoso e condescendente.

Esse estado é frequentemente encontrado entre pessoas que, por seu conhecimento e capacidade intelectual, isolam-se em si mesmas, escapando das emoções e dos relacionamentos que possam colocar em risco a estabilidade de seus conceitos. Nunca interferem nos assuntos dos outros, do mesmo modo que não toleram que interfiram nos seus. Nas reuniões sociais, podem ser reconhecidos como aqueles sujeitos que assistem a um debate calados, com um olhar arrogante de quem já sabe de tudo e está morrendo de tédio.

Essa rigidez mental pode criar inflexibilidade e tensão física, até pela dificuldade de expressar seus sentimentos. Isso pode fazer com que suporte as mágoas e o sofrimento em silêncio.

Esse foi um dos florais que Bach utilizou em seu próprio tratamento, resgatando sua autoconfiança, calma, tolerância e capacidade de dar conselhos, sem se envolver pessoalmente nos assuntos alheios. Water Violet restaura a capacidade de colocar o conhecimento a serviço do coletivo, com equilíbrio e dignidade. É um pouco como o Eremita do tarô, um velho sábio que encontrou em si a luz da Divina Providência e do Puro Espírito e amorosamente a compartilha sem, contudo, abrir mão da alegria que lhe traz a solidão reflexiva.

**PALAVRAS-CHAVE:**
Orgulho, indiferença

Essas 12 essências originais serão
a base de nosso trabalho mágico.
Entretanto, os 26 florais descobertos
posteriormente também vão
representar um importante papel,
interagindo com esses principais na
elaboração das fórmulas, enfatizando
ou dissolvendo aspectos inerentes
aos principais estados de ânimo.
Em alguns casos, sua descrição está
mais resumida, pois minha intenção
não é escrever um compêndio sobre
florais e sim associá-los aos processos
mágicos de transmutação. Existe
uma vasta literatura específica que
descreve de maneira mais extensa as
qualidades dessas flores e que figura na
Bibliografia deste livro.

# ASPEN
## POPULUS TREMULA

Medos diurnos e noturnos, sem razão conhecida. Pressentimentos terríveis ao despertarmos de um sonho, ou que simplesmente se instalam sem razão alguma quando estamos sozinhos ou mesmo entre amigos.

Medo da morte, da escuridão, medo de sentir medo. Medo de catástrofes, de contar seus problemas aos outros. Associações com a morte e a religião. Medo do que pode acontecer durante o sono. Os sintomas podem incluir suores, tremores, desmaios repentinos, sonambulismo, falar durante o sono, cansaço e irritação.

**PALAVRAS-CHAVE:** Medos vagos de origem desconhecida

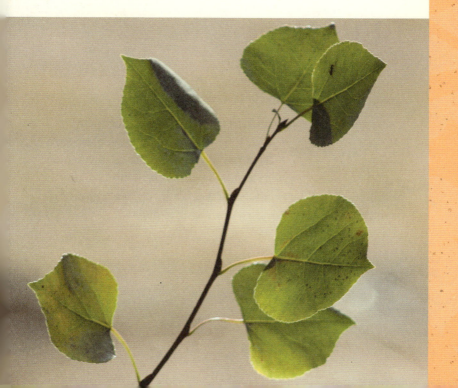

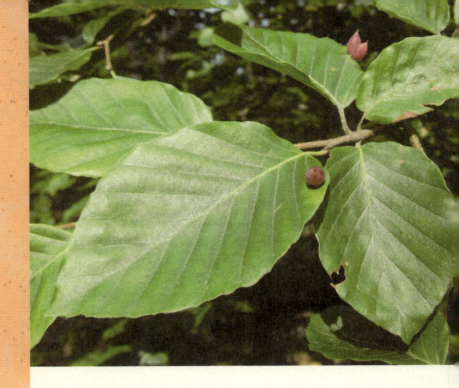

# BEECH
## *FAGUS SYLVATICA*

Compaixão. Isso é o que falta a esse tipo.

Crítico, exige exatidão, ordem e disciplina em tudo e em todos, não fazendo a menor concessão às falhas alheias. Queixa-se dos demais, irritando-se com seus hábitos. Falta-lhe humildade e solidariedade, já que se limita apenas a condenar os outros, não se dispondo a ensinar-lhes nada.

**PALAVRA-CHAVE:** Intolerância

# CHERRY PLUM
## PRUNUS CERASIFERA

À beira de um colapso nervoso: assim podemos identificar esse indivíduo. Em condições extremas, muitas vezes presentes em vítimas de torturas físicas ou mentais – sequestrados, por exemplo.

Preso no labirinto de espelhos negros de sua própria mente – o medo de enlouquecer, de perder o controle da razão, arriscando sua própria vida e a dos outros –, funciona como uma espécie de bomba interna, implodindo a resistência, o que faz com que essas pessoas às vezes gritem pedindo ajuda. Esse estado foi muitas vezes descrito pelos antigos mestres como a "noite escura da alma".

**PALAVRAS-CHAVE:** Medo de perder o controle da mente

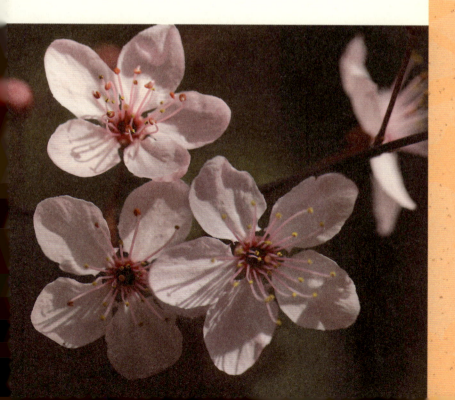

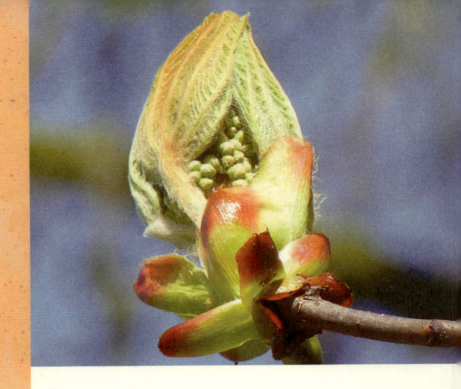

# CHESTNUT BUD
## AESCULUS HIPPOCASTANUM

Cometendo o mesmo erro repetidamente, o indivíduo Chestnut Bud age como um cão correndo atrás de seu próprio rabo. Existe uma real dificuldade em aprender com as experiências passadas e até mesmo uma compulsão em perseguir um padrão negativo de comportamento. Coloca-se em situações lamentáveis por, estando preso ao passado, não conseguir se guiar no presente ou no futuro. Após casar e se divorciar quatro vezes de mulheres fisicamente diferentes e emocionalmente idênticas, decepcionar-se inúmeras vezes quanto à carreira escolhida, percebendo que uma tinha as mesmas características desagradáveis que tentou evitar nas outras, este indivíduo para e reflete: de novo?

**PALAVRAS-CHAVE:** Incapacidade de aprender com erros passados

# CRAB APPLE
## *MALUS PUMULA* ou *PYRUS MALUS*

Este é o floral dos que, seja por atitudes ou palavras, contrariam sua própria natureza. Sentem-se mental e fisicamente sujos e têm vergonha de sua condição física e sua aparência.

É bastante comum nesses indivíduos o aparecimento de erupções cutâneas ou odores desagradáveis, como se estivessem poluídos ou contaminados pelo resultado de suas atitudes, renegando a possibilidade da cura e de autoaceitação.

**PALAVRAS-CHAVE:** Ódio de si mesmo, sensação de sujeira

Têm pensamentos fixos, podendo tornar-se obsessivos com as coisas mais triviais, como os detalhes da casa.

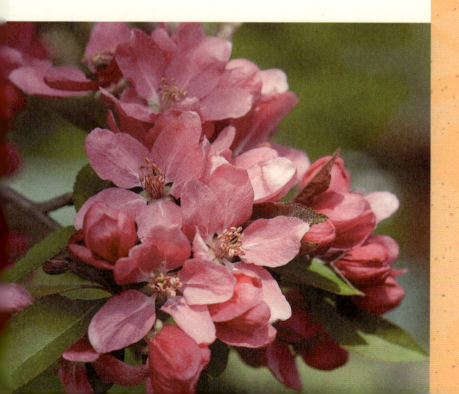

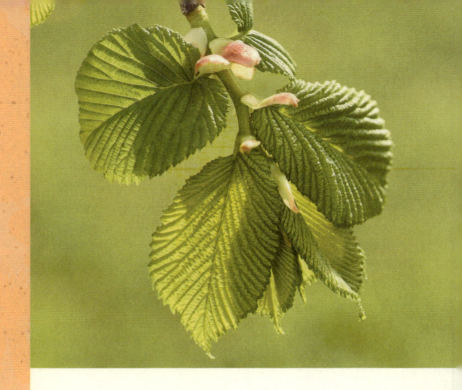

# ELM
## *ULMUS CAMPESTRIS* ou *ULMUS PROCERA*

Esse comportamento é típico em pessoas capazes, eficientes e seguras – políticos, executivos, médicos, religiosos, professores etc.

O acúmulo de responsabilidades e a proximidade do término de algum projeto decisivo podem levá-las a um estado temporário de desânimo, uma sensação de que não serão capazes de realizar a tarefa a que se dedicaram.

Mesmo que essa dúvida seja momentânea, elas podem experimentar um estado de fraqueza e debilidade. Uma vontade de simplesmente não sair da cama naquela "segunda-feira fatídica", quando deverão tomar decisões importantes que poderão alterar o rumo de suas vidas e das outras pessoas.

**PALAVRAS-CHAVE:** Assoberbado pelas responsabilidades

# GORSE
## ULEX EUROPAEUS

Quando aparentemente nada mais pode ser feito, principalmente em casos de doenças crônicas, mas também em casos de fracassos e desapontamentos repetidos. Quando o indivíduo perde a vontade de melhorar, resignando-se à dor, ao sofrimento e à perda.

Esse floral me faz lembrar a carta XVII do tarô – A Estrela, cujo principal simbolismo é o reencontro com a esperança por meio da fé incondicional, que difere da alienação, pois repousa em bases mais sólidas: a consciência do Ser ligado ao Divino e a crença de que o milagre é sempre possível.

**PALAVRAS-CHAVE:** Desesperança, desespero

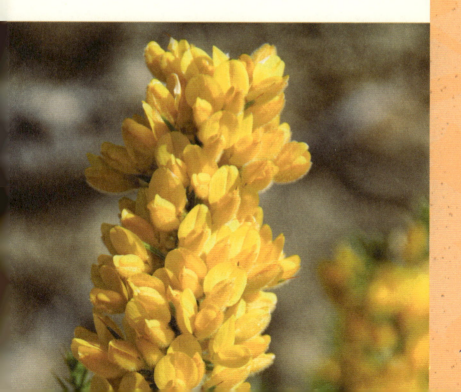

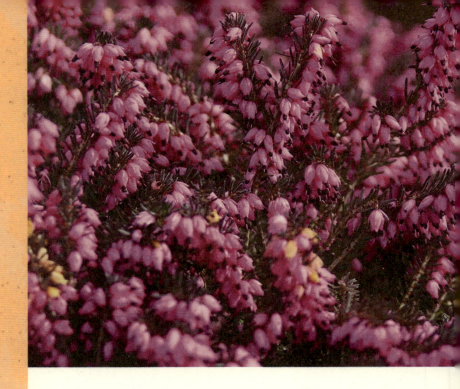

# HEATHER
## *CALLUNA VULGARIS*

Sempre preocupados consigo próprios, esses tipos costumam falar compulsivamente sobre seus problemas, sejam importantes ou triviais. Com suas lamúrias, forçam os outros a conversar, porém quando seu interlocutor tenta falar de si assumem um ar falsamente interessado, pois não têm o menor interesse pelos problemas alheios.

São obcecados por doenças e detestam ficar sozinhos. Costumam falar muito perto das pessoas, tentando retê-las; são aqueles que te pegam pelo braço para desfiar um longo rosário de queixas, e quando vão embora, alegres e satisfeitos, deixam a impressão de que um vampiro passou por ali, sugando toda a vitalidade de sua presa.

**PALAVRAS-CHAVE:** Egocentrismo, preocupação consigo mesmo

# HOLLY
## *ILEX AQUIFOLIUM*

Esse floral é especialmente indicado para indivíduos de temperamento bilioso: pessoas amargas, que cultivam sentimentos inferiores como a ganância, a agressividade, a suspeita, o egoísmo e a frustração. É também para os que sofrem demais, geralmente sem causa específica, e vivem uma existência sem amor ou solidariedade humana.

**PALAVRAS-CHAVE:** Ódio, inveja, ciúme

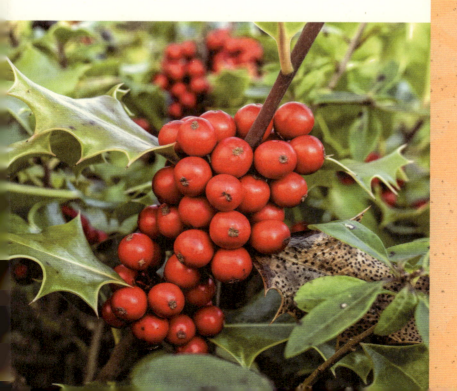

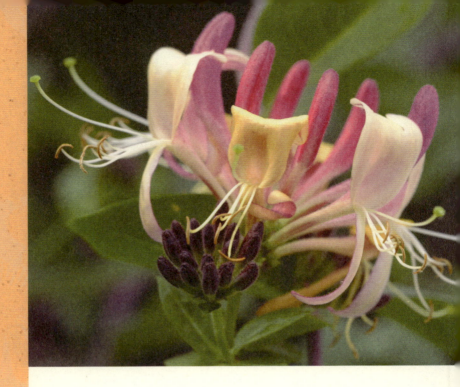

# HONEYSUCKLE
## *LONICERA CAPRIFOLIUM*

Para os que vivem no passado, arrependidos do que não fizeram. Têm uma visão romântica dos "tempos antigos que não voltam mais" e um ardente desejo de voltar ao lar ou à pátria.

Para os órfãos, os viúvos, os que fracassaram nos negócios e, especialmente, no caso de idosos obrigados a viverem sozinhos.

**PALAVRAS-CHAVE:** Se os sintomas se agravarem, essas
Viver no passado pessoas podem perder completamente o interesse no presente, causando uma diminuição de suas forças vitais, tornando-os indivíduos apáticos, com o olhar distante e fisionomia pálida.

# HORNBEAM
## CARPINUS BETULUS

Indicado para um estado temporário de cansaço físico e mental que nos leva a duvidar de nossa capacidade de encarar e suportar as coisas mundanas. Quando uma baixa de energia causa perda de interesse e uma grande dificuldade em abandonar a cama pela manhã.

Hornbeam também ajuda na recuperação de convalescentes que, após uma longa enfermidade, sentem-se inseguros em retomar suas atividades normais.

**PALAVRAS-CHAVE:** Cansaço, fadiga mental

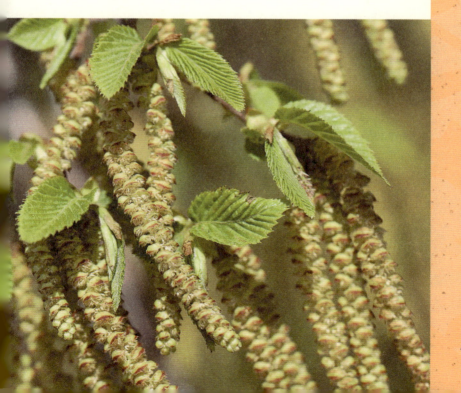

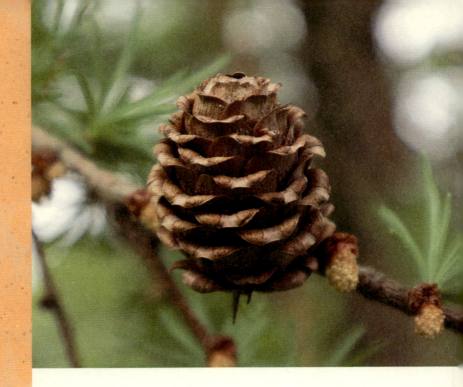

# LARCH
## *LARIX EUROPAEA* ou *LARIX DECIDUA*

As pessoas desse floral sempre esperam o fracasso e, portanto, jamais se dedicam seriamente a coisa alguma. Pessimistas, adiam quase sempre suas decisões por julgá-las inúteis. Sua única certeza é a de que jamais serão sujeitos bem-sucedidos. Temem mergulhar e assumir riscos, e desencorajam-se facilmente com os insucessos.

Admiram o sucesso dos outros, embora secretamente saibam que também são capazes. Porém, ao subestimarem-se, evitam a possibilidade de fracasso.

**PALAVRAS-CHAVE:**
Falta de confiança

A impotência diante de sua própria inferioridade pode causar-lhes depressão geral, comprometendo inclusive a função sexual.

# MUSTARD
## SINAPSIS ARVENSIS

Para a depressão que surge sem nenhuma razão aparente. Quando uma onda de tristeza, melancolia e desespero aparece, vinda do nada, transforma a vida em um abismo frio, deixando o indivíduo temporariamente incapacitado até mesmo de dar opiniões normais, tamanho é o seu isolamento. Toda a paz e alegria somem de sua vida, dando lugar a uma sensação de que ele é vítima das piores armadilhas do destino e está irremediavelmente perdido.

**PALAVRAS-CHAVE:** Tristeza profunda e inexplicável

Esses sentimentos não podem ser aliviados até que desapareçam tão inesperadamente como apareceram.

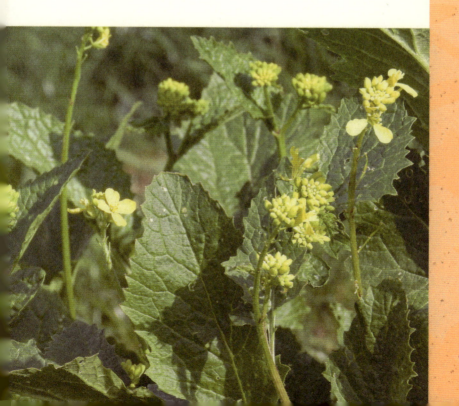

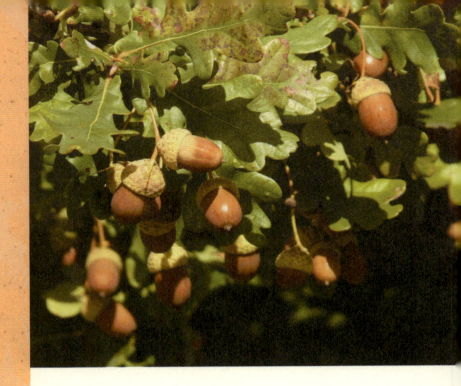

# OAK
## *QUERCUS PEDUNCULATA* ou *QUERCUS ROBUR*

Os indivíduos de Oak são guerreiros incansáveis, lutando contra as suas dificuldades sem perder as esperanças. Trabalhadores obstinados, empreendem grandes esforços para obterem o que desejam, mesmo que tudo possa parecer inútil. Toda essa pressão pode levá-los ao desespero, que resultará em um colapso nervoso. É aí que entra este floral.

**PALAVRAS-CHAVE:** Desencorajado, porém continua lutando

# OLIVE
## OLEA EUROPAEA

Indicado para os que atravessam um período de total exaustão física ou mental. Quando existe um total esgotamento de energia, após um longo período de condições adversas. O indivíduo Olive pode estar saindo de uma longa enfermidade, ou após testemunhar a doença de um ente querido. De um divórcio, de um trabalho ou de preocupações que lhe exigiram um esforço sobre-humano, que drenam a sua vitalidade.

**PALAVRAS-CHAVE:**
Esgotamento total

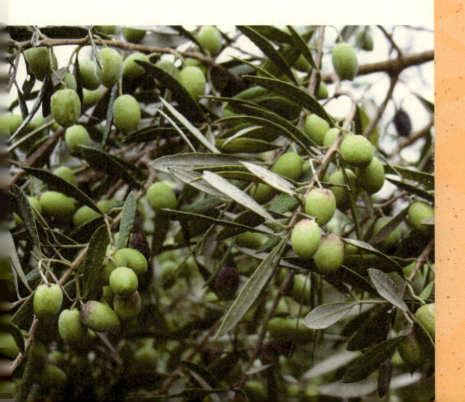

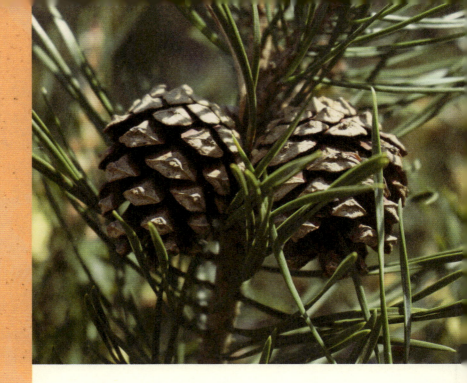

# PINE
## *PINUS SYLVESTRIS*

Para os complexos de culpa. Quando o indivíduo assume a responsabilidade não só pelos seus erros, como também pelas falhas alheias. É muito conscienscioso e ciente de seus erros, vivendo um eterno processo de autorreprovação que acaba com qualquer alegria. Trabalha demais, porém não usufrui de suas conquistas por julgar que ainda poderia ter feito melhor.

**PALAVRAS-CHAVE:**
Autocondenação, culpa

# RED CHESTNUT
## *AESCULUS CARNEA*

Para os que estão sempre preocupados em relação aos outros, de que uma calamidade possa desabar sobre eles. Os problemas das pessoas são sempre os mais graves. Esperam o pior, e se uma pessoa adoece, já antecipam sua morte, em um típico comportamento de quem projeta a sua ansiedade.

**PALAVRAS-CHAVE:**
Ansiedade em relação aos outros

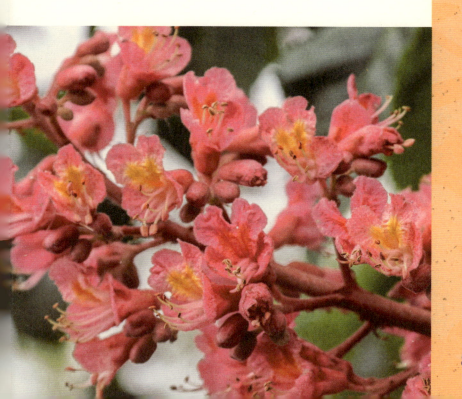

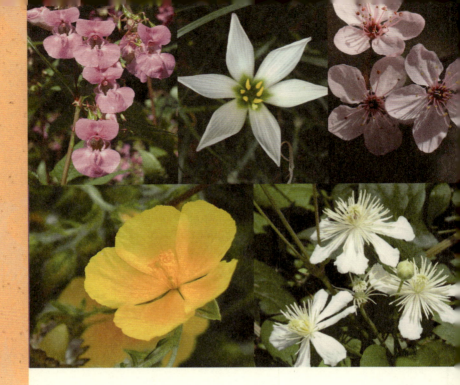

# RESCUE REMEDY

Remédio composto de cinco essências florais:
*IMPATIENS, STAR OF BETHLEHEM, CHERRY PLUM, ROCK ROSE e CLEMATIS*

Rescue é indicado para qualquer situação de choque ou estresse, resultante de acidentes, mortes ou pânico iminente. Sempre que a pressão atinge níveis insuportáveis.
E isso também pode estar ligado a uma reunião difícil, uma entrevista, um exame de vestibular.

Essa fórmula, como seu próprio nome define, não se constitui em um remédio de uso prolongado. É, porém, um restaurador de equilíbrio e confiança em momentos difíceis, quando nossa mente se encontra superativa ou atormentada, precisando de ajuda para resolver os problemas de forma positiva e tranquila.

**PALAVRAS-CHAVE:**
Primeiros socorros, emergências

# ROCK WATER
## ÁGUA DA FONTE

Indicado quando uma autodisciplina por demais rígida causa sofrimento. Pessoas que tiveram uma formação severa e assimilaram conceitos sobre o que é ou não adequado. Costumam ser contidas e educadas. Suas opiniões são fortes e baseadas em grandes teorias.

Capatazes impiedosos de si mesmos, cultivam a perfeição e o orgulho espiritual de maneira fanática, preocupando-se em ser um exemplo para todos.

**PALAVRAS-CHAVE:** Autorrepressão e negação de si mesmo

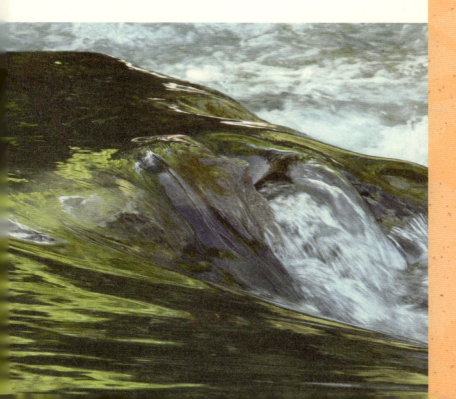

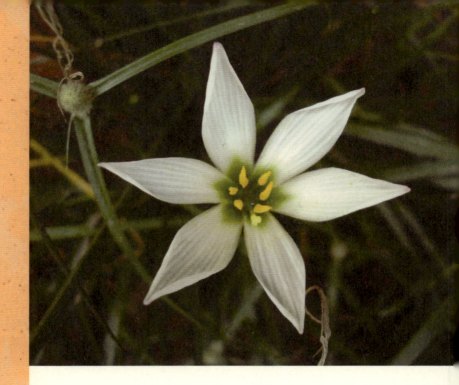

# STAR OF BETHLEHEM
## ORNITHOGALUM UMBELLATUM

Indicado para o choque de todas as naturezas: más notícias, acidentes, sustos, perdas dolorosas. Esse floral retarda os efeitos de choques imediatos ou retardados.

**PALAVRA-CHAVE:** Choque

# SWEET CHESTNUT
## CASTANEA VULGARIS ou CASTANEA SATIVA

Indicado para o desespero mental, angústia e desolação. Quando se chega ao limite do suportável, o cansaço e a solidão são totais. Sensação de que a luz do mundo se apagou e resta apenas a destruição. O futuro é um enigma e a esperança desapareceu.

**PALAVRAS-CHAVE:** Angústia extrema

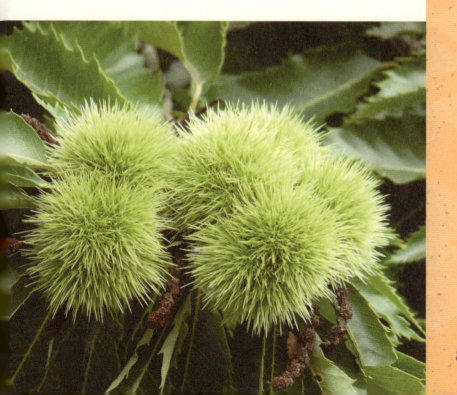

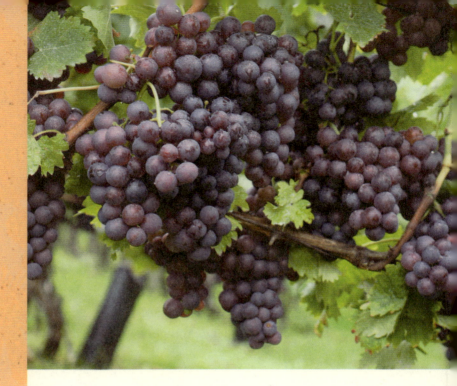

# VINE
## *VITIS VINIFERA*

Como imperadores despóticos, esses competentes indivíduos tendem a conquistar e dominar tudo com mãos de ferro. Podem ser violentos, arbitrários, inflexíveis, arrogantes e cruéis. Líderes natos, são ávidos dessa autoridade, exigindo obediência absoluta e menosprezando as opiniões alheias.

Podem ser pais ou mães castradores, que dominam o lar impondo a força de sua vontade e não permitindo o crescimento dos demais.

**PALAVRAS-CHAVE:** Dominador, inflexível

# WALNUT
## *JUGLANS REGIA*

Indicado para pessoas que estão passando por um momento de hipersensibilidade causado por mudanças significativas em suas vidas, como a puberdade, um novo período escolar ou uma nova carreira. Quando ocorrem alterações em seu estado físico, emocional ou mental que possam impedir ou frustrar seus planos ou até mesmo o curso normal de suas vidas. Walnut auxilia a romper ligações com o passado, interrompendo processos muito arraigados, protegendo o indivíduo em seus recomeços.

**PALAVRAS-CHAVE:** Proteção nas mudanças e influências externas

É um forte instrumento mágico de proteção contra influências sutis e tem o poder de romper encantamentos.

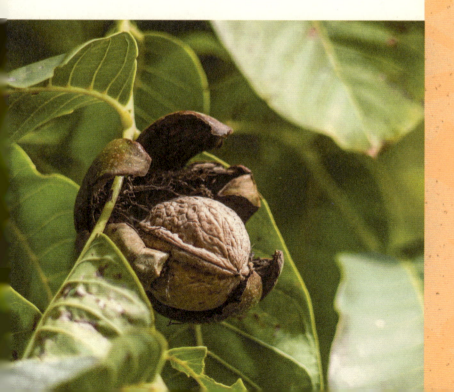

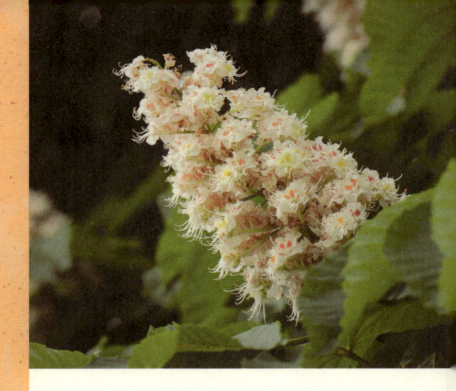

# WHITE CHESTNUT
## AESCULUS HIPPOCASTANUM

O tipo White Chestnut tem enorme dificuldade em se concentrar no que está fazendo, distraído com as ondas de pensamentos que o assediam o tempo todo, geralmente ligados a algum acontecimento preocupante ou entristecedor que o mergulha em um processo exaustivo de argumentações mentais. Lembra-me a carta XVI do tarô – A Torre, que ao se apresentar na vida de alguém, trazendo a destruição, deixa em alguns a temível "maldição do por quê?".

**PALAVRAS-CHAVE:**
Discussões mentais

# WILD OAT
## *BROMUM ASPER* ou *BROMUS RAMOSUS*

Floral para a incerteza que se instala, geralmente em pessoas talentosas, mas que se sentem à deriva por não conseguirem definir qual caminho tomar. Esse sentimento pode levar esses tipos à insatisfação geral, sentimento de frustração e tédio, por sua incompatibilidade com ambientes ou ocupações. Floral muito indicado na escolha de uma profissão.

**PALAVRAS-CHAVE:** Incerteza quanto a um novo caminho

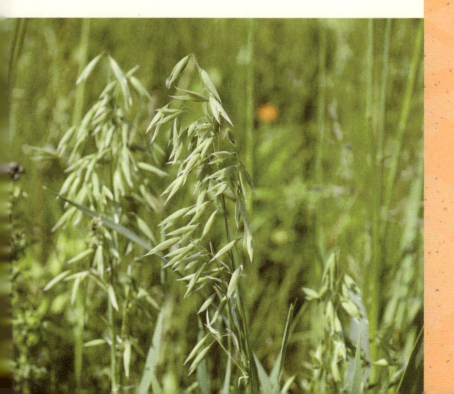

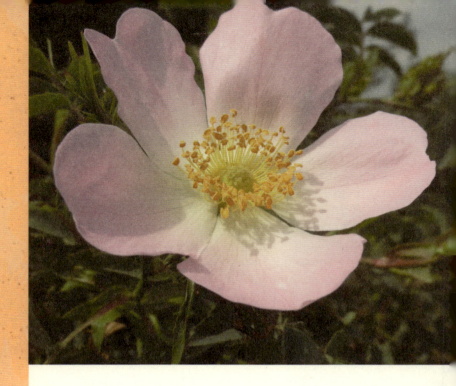

# WILD ROSE
## *ROSA CANINA*

Indicado para os que se entregam às circunstâncias, achando que nada pode ser feito. Indivíduos fatalistas que se resignam diante do sofrimento, incapazes de enxergar que, na verdade, criaram essas situações e as estão alimentando, embora possuam plenas condições de mudá-las. Estão sempre cansados e apáticos, desinteressados e monótonos, com um timbre de voz sem expressão.

**PALAVRAS-CHAVE:** Resignação, apatia

# WILLOW
## *SALIX VITELLINA*

Resmungões, mal-humorados, rabugentos e egocêntricos, esses indivíduos estão sempre culpando a tudo e a todos, menos a eles mesmos, por qualquer coisa de mal que lhes aconteça.

Invejosos da boa sorte dos outros, podem ser desmancha-prazeres, preocupados apenas em espalhar a discórdia e a tristeza aonde quer que vão. Mal-agradecidos, ao receberem algum favor acham que a pessoa "não fez mais que sua obrigação". Não possuem nenhum interesse pelos assuntos dos outros, exceto para os menosprezarem ou fazerem comentários maldosos.

**PALAVRA-CHAVE:** Ressentimento

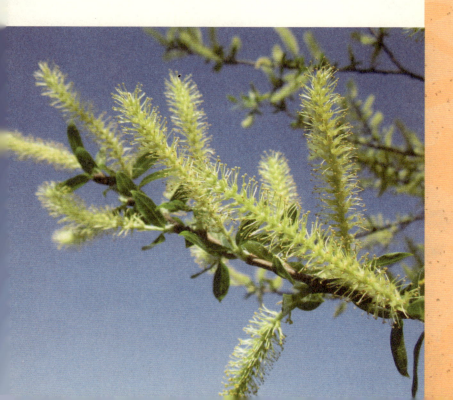

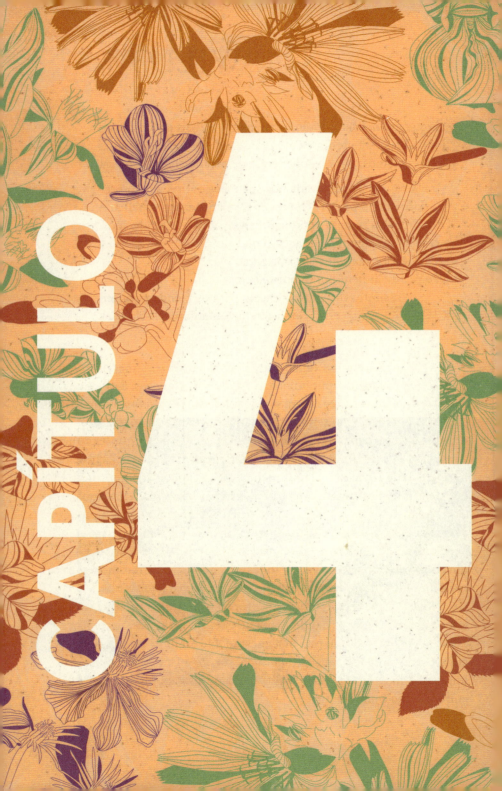

CAPÍTULO 4

# Estados de ânimo e as doenças psicossomáticas

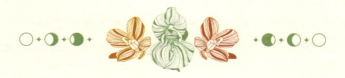

Doenças psicossomáticas são perturbações ou lesões orgânicas produzidas por influências psíquicas. Emoções, desejos e medos carregam em si o poder de atuarem sobre o corpo físico.

Essa premissa vem sendo aceita cada vez mais pela medicina ortodoxa. Ao se depararem com a ausência de alterações que legitimem a instalação de determinadas moléstias, bem como o restabelecimento inesperado de pacientes, alguns médicos têm se inclinado a reconhecer que determinados sintomas têm uma origem claramente emocional.

Porém, à luz das ciências herméticas e até mesmo da física moderna, a relação espaço-tempo e as dualidades matéria-espírito, luz-sombra, bem-mal, estão presentes em um corpo único. A cisão é relativa a um consenso estabelecido entre todas as religiões, e até mesmo algumas correntes filosóficas, de que o divino sempre esteve fora de nós.

Hoje, por meio da evolução da proposta de autoconhecimento, o ser humano já está se dando conta de que, em realidade, não existe essa diferenciação. Tudo está nele mesmo. Ele é a fonte de sua própria cura. É uma unidade em correspondência com a Unicidade. Quando impossibilitado de expressar sua natureza numinosa, o ser fica enfraquecido e adoece.

Na intenção de melhor esclarecer a amplitude dessa correspondência, listamos algumas das moléstias mais comuns resultantes de estados de espírito desarmônicos:

- IMPACIÊNCIA • Acidentes (pequenos cortes), dores repentinas, enxaquecas, cãibras, tensão nas costas, no pescoço ou ombros, indigestão, epilepsia, insônia e pulso acelerado.

- DÚVIDA ou DESÂNIMO • Depressão, distúrbios de tireoide, problemas relacionados à voz, à garganta ou ao pescoço, alterações no paladar, inapetência ou bulimia, postura encurvada para a frente.

- FALTA DE CONFIANÇA EM SI MESMO • Apoio incorreto ao pisar, postura incorreta, ansiedade, sudorese ou inchaço das mãos, dispneia, problemas pulmonares, fraqueza nos braços, alergias.

- INDIFERENÇA ou ENFADO • Entorpecimento, desmaio, apatia, sonolência, tombos e tropeços, disfunção hormonal, alterações no aparelho digestivo (gastrite, úlcera), alcoolismo, edemas, diabetes, obesidade, cólica.

- EXCESSO DE ENTUSIASMO • Palpitações, doenças do coração, paranoia, megalomania, tensão física, cefaleia, nervosismo.

- FRAQUEZA • Sensação de peso nos ombros e nas costas, palidez, lentidão, desordens intestinais, hipocondria.

- INDECISÃO • Nefrite, cálculos renais ou biliares, ânsias de vômito, retenção urinária, cistite.

- EXCESSO DE PREOCUPAÇÃO COM OS OUTROS • Neuroses, obsessões, psicoses, inflamações, infecções, problemas na bexiga e na garganta.

- TORTURA MENTAL ou PREOCUPAÇÃO • Dependências químicas (vício em drogas como o álcool), hepatite, cirrose hepática, dores ciáticas, anormalidades nas juntas, infecções do sangue, gota, estômago superativo.

- MEDO • Insônia, depressão, melancolia, gagueira, calcificação (artrite, reumatismo), cálculos, erupções na pele, eczema, psoríase, tensão muscular, fraqueza nos joelhos.

- **ORGULHO ou INSOCIABILIDADE** • Rigidez física, distúrbios do aparelho circulatório, insônia, fobias, disritmia, doença mental, inchaço, luxação ou fratura dos tornozelos, lesões no tendão de Aquiles.

- **TERROR** • Síndrome do pânico, inconsciência, letargia, paralisia histérica, mudez e surdez repentinas, sonambulismo, tremores, calafrios, febre, distúrbios mentais e emocionais, furunculose, imunidade baixa.

# O USO DOS FLORAIS

Segundo o Dr. Bach em seu livro *Heal Thyself* (Cura-te a ti mesmo), tendo selecionado os remédios necessários, em um total de cinco no máximo, prepara-se da seguinte maneira:

Use um frasco limpo e pequeno, de preferência com um conta-gotas (20 ou 30 ml é o melhor tamanho). Encha-o com três quartos de água fresca – aconselha-se água de fonte natural – e complete o frasco com uma colher de chá de brandy/conhaque. O brandy/conhaque age como conservante e mantém a transparência do líquido. Além do mais, está relacionado a dois dos florais de Bach: Olive e Oak. Em seguida, tome os frascos-matriz dos remédios que quer preparar e acrescente duas gotas de cada floral no frasco de medicamento. Com muito cuidado, agite o vidro para misturar bem os ingredientes. O remédio está pronto e deve ser tomado de quatro a seis vezes ao dia, pingando-se quatro gotas debaixo da língua, sendo a primeira vez em jejum e, a última, ao deitar-se.

Caso o paciente não possua o *kit* dos frascos-matriz, a fórmula poderá ser preparada na farmácia de manipulação de sua confiança.

Depois disso, como o próprio Dr. Bach escreveu:

> Não há nada mais a dizer, pois a mente compreensiva saberá de tudo isso; e que possa haver mentes suficientemente compreensivas, não obstruídas pela voga da ciência, para usar esses dons de Deus para alívio e bênção de todas as pessoas de seu convívio.

Para maiores informações sobre o uso ou aquisição dos Florais de Bach, escreva para: *The Headquarters, The Dr. Bach Centre, Mount Vernon, Sotwell, Wallingford, Oxon, OX10 OPZ UK – England*. No Brasil, também é possível adquirir as essências em lojas virtuais como a *Essências Florais* (*eflorais.com.br*) e a *Uniflowers* (*uniflowers.com.br*).

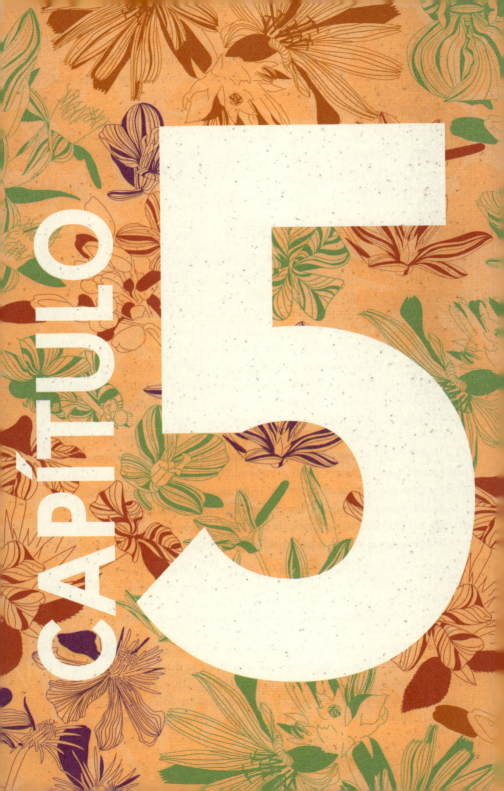

CAPÍTULO 5

# A MAGIA DOS CICLOS NATURAIS
## O MITO DE HADES E PERSÉFONE

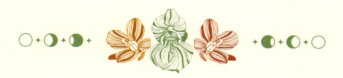

O poder de sedução e a magia das flores são reconhecidos há milênios e seu simbolismo tem sido descrito por sábios e poetas. As lições aprendidas com a mãe Natureza acerca de vida, morte e regeneração deram origem a inúmeros mitos, mas talvez nenhum tenha tanta força quanto este:

Hades foi um dos filhos de Cronos, e junto com seus irmãos, Zeus e Poseidon, destronou o pai, dividindo assim o espólio divino. A ele coube o Mundo Subterrâneo – o Reino dos Mortos – posteriormente chamado de Hades, quando o lugar adquiriu o nome de seu soberano.

Este deus, temido e misterioso, foi muitas vezes retratado com a cabeça virada para trás, ou usando um capacete que lhe ocultava as feições. Possuía o dom da invisibilidade, em uma alusão ao poder que tinha de fazer todas as coisas vivas desaparecerem, tornando-as invisíveis. Contemplar sua face era o mesmo que enxergar a própria morte, e por isso seus adoradores, ao oferecerem sacrifícios a ele, tinham que fazê-lo olhando para o outro lado.

Diversos nomes foram atribuídos a essa poderosa entidade do mundo das trevas: Polidegmon – o recebedor de muitos convivas; Plutão – o rico, ou o que dá riquezas, em uma referência aos tesouros subterrâneos; Eubuleu – o bom conselheiro.

Hesíodo, poeta grego que viveu entre os séculos VIII e VII a.C., em seu *Teogonia*, nos dá uma ideia sobre o ambiente sombrio e tenebroso dos domínios de Hades, cercado por rios sulfurosos e guardado por monstros abissais:

> (...) Defronte, o palácio ecoante do deus subterrâneo, o forte
> Hades, e da temível Perséfone, eleva-se. Terrível cão guarda-lhe a
> frente não piedoso, tem maligna arte: aos que entram faz
> festas com o rabo e ambas as orelhas, sair de novo não deixa:
> à espreita devora quem surpreende a sair das portas (...)
> (o poeta refere-se a Cérbero, mulo guardião dos infernos, o que
> assegurava a eterna permanência de quem se atrevesse a cruzar
> os umbrais do castelo).

Mas como o reino dos mortos seria inconcebível sem uma rainha, Hades, em uma bem urdida trama, decide raptar Perséfone, filha única de Deméter, deusa poderosa, responsável por toda a vida natural do planeta.

A jovem brincava à beira-mar com as filhas de Oceano, colhendo flores – rosas, violetas, íris e jacintos – quando deparou-se com um prodigioso narciso, criado pela deusa Géia para agradar ao deus do mundo subterrâneo e servir como isca encantada.

Envolvida pelo inebriante perfume da flor e deslumbrada com a beleza de sua floração, distraiu-se tentando colhê-la. Nesse momento, Hades irrompeu das profundezas da terra em uma carruagem de ouro puxada por corcéis negros e, em um gesto rápido, capturou-a, a despeito de seus gritos desesperados. Ao ouvir o chamado de Perséfone, Deméter, enlouquecida pela dor, partiu em busca da tão amada filha. Perguntou a todos, mortais e imortais, mas ninguém lhe dava notícias, e por nove dias ela seguiu procurando, sem jamais comer ou dormir, até encontrar-se com Hécate, que ao vê-la mergulhada em desespero apiedou-se e contou-lhe a verdade:

– Ninguém além do próprio Zeus é responsável, já que foi dele a decisão de oferecer Perséfone como esposa a seu irmão Hades. Ele a raptou em seu carro para as profundezas e vai torná-la sua rainha.

Diante de tão monstruosa revelação, Deméter atingiu o auge de sua dor – jamais imaginara ser traída pelo deus dos deuses – e em seu luto, misto de fúria e aflição materna, afastou-se de tudo, mergulhando a terra em horrível penúria.

Aterrorizado, o poderoso rei Céleo convocou o povo para construir um majestoso templo em louvor à deusa, no alto de uma colina. Quando a obra foi concluída, Deméter sentou-se no trono de ouro e, desconsolada, chorou pela filha. E naquele ano nenhuma semente brotou, nenhum filhote alegrou os campos. Deméter fez com que todas as coisas permanecessem escondidas, inertes, desoladas. A fome começava a ameaçar o povo que, em vão, conduzia os bois em seus arados pelos campos, derramando no solo as sementes que se recusavam a transformar-se em alimento. Certamente a humanidade estaria condenada à mais negra destruição se Zeus não tivesse mudado de ideia.

Primeiramente, tentou, por meio de Ísis, que Deméter subisse ao Olimpo para conversar. Mas foi inútil. Outros deuses visitaram-na com presentes esplêndidos. Mas nada era suficiente para aplacar a ira da deusa ou alterar sua decisão. Ela jurou que jamais poria os pés novamente no Olimpo e que a terra não voltaria a dar frutos enquanto não visse mais uma vez sua filha.

Ao saber disso, Zeus encarregou Hermes, o deus do caduceu de ouro e das sandálias aladas, de viajar ao Mundo Subterrâneo a fim de convencer Hades a trazer Perséfone de volta à superfície.

Cumprindo imediatamente as ordens do soberano, Hermes mergulhou veloz em direção ao Reino dos Mortos, e ao se ver diante de Hades, com muita astúcia explicou-lhe a razão de sua visita. Sem querer contrariar o enérgico irmão, Hades imediatamente concordou em devolver a triste Perséfone, que ansiava por rever sua mãe, não sem antes tentar seduzi-la com promessas de poder inesgotável, caso ela se comprometesse a visitá-lo de tempos em tempos.

Feliz e esperançosa, Perséfone preparou-se para a viagem de volta, porém Hades, o marido apaixonado, seguiu-a e colocou-lhe na boca uma semente de romã, doce como o mel, para que ela não ficasse para sempre com Deméter. Logo depois, preparou seu carro de ouro, e acomodando a esposa e o esperto Hermes, enviou-os à superfície.

O reencontro entre mãe e filha foi emocionante – Perséfone, deixando o carro de Hades, voou para os braços da mãe, e enquanto se beijavam saudosas, Deméter perguntou à filha se o marido lhe dera algo de comer antes da partida, pois se isso tivesse acontecido teria de passar um terço do ano debaixo da terra e só nos outros dois terços poderia ficar com a mãe, voltando sempre ao seu convívio na primavera.

Perséfone confirmou a suspeita da mãe, contando-lhe sobre a semente de romã. Conformadas com aquilo que lhes pareceu inapelável e justo, de mãos dadas saíram para dar as boas-novas ao povo.

Desse momento em diante, Deméter restabeleceu a beleza e a fertilidade nos campos. Cobriu a terra com flores e frutos, em uma abundância jamais vista. Os pássaros cantavam felizes e agitavam-se na tarefa de alimentar seus novos filhotes. Os rios voltaram a murmurar, correndo velozes em seus leitos de pedra. Enquanto isso, a deusa dirigiu-se aos reis de Elêusis e ensinou-lhes os ritos sagrados que ficaram conhecidos como os Mistérios de Elêusis, que celebram o eterno recomeçar – o ciclo das mortes e renascimentos, que também estão relacionados com a espiritualização progressiva da matéria. Nessas cerimônias, Deméter e Perséfone eram invocadas juntas, para assegurar a sobrevivência das almas no Mundo dos Mortos.

Convocando Triptólemo, filho do rei de Elêusis, Deméter confiou-lhe uma espiga de trigo, e deu-lhe a missão de viajar pelo mundo ensinando aos homens a agricultura e dando-lhes o conhecimento de que a vegetação está submetida a leis dos ciclos, pois antes de germinar e sair da terra o grão deve ficar escondido, como Perséfone, que passou seis meses de inverno junto de Hades, antes de voltar ao seio de sua mãe e à luz do Olimpo.

Cumprida sua tarefa, Deméter e Perséfone, de mãos dadas, retornaram ao Olimpo, e desse momento em diante a paz e a harmonia foram, enfim, restauradas.

Num sentido mais psicanalítico, o mito retrata Perséfone descendo ao subconsciente para libertar o desejo recalcado e buscar a verdade sobre si mesma. Nos Mistérios de Elêusis, quando a união sexual é abordada, ela se dá muito mais pela busca de uma felicidade transcendente, alcançada pela fusão dos opostos, dando a esse encontro um significado de revelação do Si mesmo – o Eu essencial, aspiração de todos os iniciados nos mistérios da Vida.

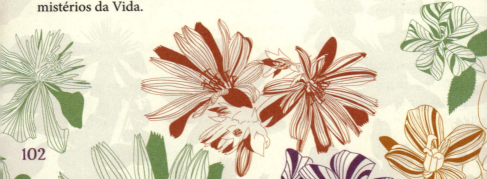

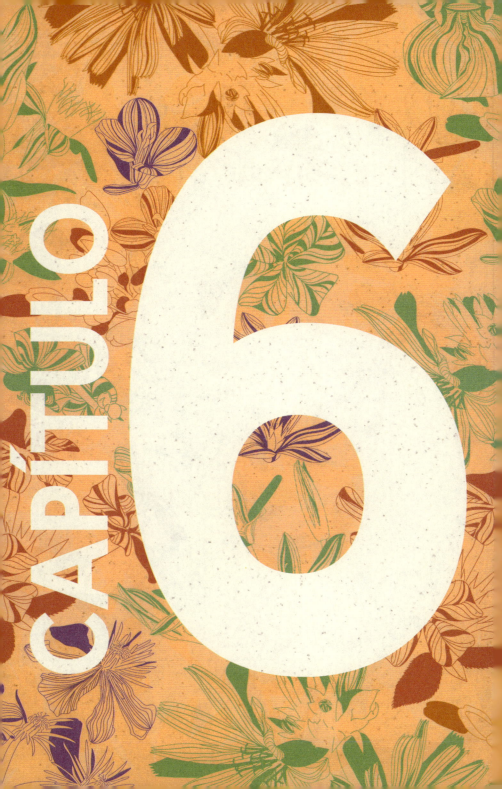

CAPÍTULO 6

# Os florais de Bach e a magia

O despertar do Mago interno, o sábio alquimista, o que possui a chave dos quatro elementos, é, antes de mais nada, um ato de silêncio e reverência.

Tenho visto o crescente interesse da maioria das pessoas por livros de magia que ensinam rituais cinematográficos, onde o oficiante é uma espécie de super-herói, com sua capa, espada e pentagrama, e acena com a oferta de um poder pasteurizado, que pode apenas satisfazer temporariamente um Ego frágil e ávido por novidades.

Todos os dias sou procurada por várias pessoas desesperadas buscando fórmulas mágicas, pedras, simpatias, florais, enfim, qualquer solução rápida, indolor e misteriosa, que possa minorar seus sofrimentos. Jung, em *O Homem e seus Símbolos*, comenta:

> Observamos nos mitos que a magia ou talismã capaz de curar a desgraça de um rei ou de seu país é sempre alguma coisa muito peculiar. Em determinado conto, por exemplo, podem ser "um melro branco" ou "um peixe com um anel de ouro nas guelras" os elementos necessários à recuperação da saúde do rei. Em outro, o rei vai precisar da "água da vida", ou dos "três cabelos dourados da cabeça do diabo", ou, ainda, da "trança dourada de uma mulher" (e depois, naturalmente, da dona da trança). Seja ele qual for, o remédio para afastar o mal é sempre único e difícil de ser encontrado.

Acontece exatamente o mesmo na crise inicial que marca a vida de um indivíduo. Procura algo impossível de achar ou a respeito do qual nada sabe. Em tais momentos, qualquer conselho bem-intencionado e sensato é completamente inútil – conselho para que a pessoa seja mais responsável, para que tome umas férias, para que não trabalhe tanto (ou para que trabalhe mais), para que tenha maior ou menor contato humano, ou que arranje um passatempo. Nada disso ajuda a pessoa, a não ser excepcionalmente. Só há uma atitude que parece alcançar algum resultado: voltar-se para as trevas que se aproximam, sem nenhum preconceito e com a maior singeleza, e tentar descobrir o objetivo secreto e o que vem solicitar do indivíduo.

O propósito secreto dessas trevas que se avizinham geralmente é tão invulgar, tão especial e inesperado que, via de regra, só se consegue percebê-lo por meio dos sonhos e das fantasias que brotam do inconsciente. Se focalizarmos nossa atenção sobre o inconsciente, sem suposições precipitadas ou rejeições emocionais, o propósito há de surgir em um fluxo de imagens simbólicas do maior proveito. Mas nem sempre. Algumas vezes aparece, inicialmente, uma série de dolorosas constatações do que existe de errado em nós e em nossas atitudes conscientes. Temos então que dar início a este processo, engolindo toda a sorte de amargas verdades.

Todo esse vasto instrumental pode ser, na verdade, de grande valia, se pudermos reconhecer em cada um deles atributos positivos existentes em nós. Se estabelecermos um processo de empatia que nos permita compreender a estreita relação que existe entre homens, deuses e Natureza, e, por meio de outras manifestações da Criação, contemplarmos, como em um espelho, nossos próprios atributos divinos e fragilidades humanas. Entretanto, se nos limitarmos a dar importância apenas ao que está fora de nós e não superarmos a necessidade infantil de nutrição, permaneceremos cegos e desorientados, batendo em todas as portas, idolatrando todos os deuses, dando a tudo um poder que em nós existe, mas que nos recusamos a enxergar.

Criamos inúmeras máscaras para esconder nossa verdadeira identidade, pelo medo que temos de olhar para dentro e do que vamos encontrar. Nossos dragões, Cérberos, Minotauros. Nossos vampiros e lobisomens. Nosso inferno de Hades, circundado por abomináveis rios de emoções reprimidas, culpas, ressentimentos, sexualidade e obscuros segredos.

Mas como liberar nosso poder sem visitarmos o abismo de Plutão, sem experimentarmos muitas mortes, sem desnudar-nos e, como Perséfone, a virgem, sermos iniciados nos mistérios das trevas?

Usar o capacete de Hades, que lhe conferia invisibilidade e simbolizava sua elevação, pode também representar, em um sentido pervertido, a tentativa de ocultarmos o conteúdo de nosso subconsciente, em uma atitude escapista ou onipotente, fugindo assim do combate espiritual imprescindível para o autoaperfeiçoamento. Essa é a grande magia, e então poderemos perceber a lenta elevação dessas forças profundas, a emergência do poder sobre a vida e a morte, forças indivisíveis dentro de nós.

O princípio da impermanência, representado pela carta XIII do tarô – Morte, tétrica figura da caveira com a foice na mão, nos alerta para as transformações necessárias e a destruição indispensável de padrões arcaicos, para que a vida ressurja em todo o seu esplendor na estação seguinte.

O apego ao passado e a dificuldade de libertar as imperfeições nele contidas inviabiliza todo o processo de crescimento. Como educar nossos filhos se ainda não resolvemos situações de culpa, repressão, ódio e rejeição relacionadas aos nossos pais? Como obter sucesso profissional ou intelectual se permanecemos cristalizados em estruturas decadentes que nos dão a falsa ilusão de segurança? Como reconhecer o verdadeiro amor quando o encontramos, se para a maioria de nós ele é parte de um grande complexo de emoções desordenadas e carências não preenchidas?

Todo esse lixo existencial permanece dentro de nós, e suas emanações pútridas dificultam a regeneração da vida e a passagem a um nível mais elevado de compreensão.

Como as sementes, passamos por um período de incubação quando, escondidos abaixo de nossa superfície, nos fortalecemos no seio da Grande Mãe e definimos a forma sob a qual nos apresentaremos à luz da consciência. Se nos preocupamos apenas com o mundo exterior, sem dar ouvidos às nossas necessidades internas, seremos irremediavelmente condenados à ação dos agentes da sincronicidade

– doenças, acidentes, mortes e separações –, que nos colocam diante de processos críticos que nos impulsionarão a dar um novo sentido às nossas vidas.

A intenção de associar os Florais de Bach a rituais é, antes de tudo, a de tirá-los da categoria de vidros nas prateleiras das farmácias homeopáticas, criando cenários naturais, como os campos por onde Bach caminhou, repletos de cores, sons e doces aromas, favorecendo uma maior empatia entre o indivíduo e sua própria natureza, reforçando o processo de espelhamento e identificação.

Na realização dos rituais aqui propostos serão utilizados os quatro elementos naturais, com a intenção de mobilizar energias criativas:

Ao lidarmos com a **terra** entraremos em contato com sentimentos de suporte, sustentação e confiança.

Com o elemento **ar** faremos a troca essencial à manutenção da vida.

Com o **fogo**, alimentaremos o caldeirão do espírito.

Com a **água**, poderemos lidar com as emoções e retornar ao caminho de nossa fonte de cura.

## O QUE É UM RITUAL?

Todo ritual é um encontro, ou seja, uma confluência de forças e ordenações. Está invariavelmente ligado a um conjunto de práticas consagradas de caráter fortemente simbólico e que devem ser reproduzidas dentro de determinadas condições.

Quando utilizamos cores, formas, elementos, aromas etc., estamos estabelecendo uma relação simbólica com as qualidades essenciais dos objetos escolhidos, reproduzindo em nossa mente consciente ou subconsciente os atributos positivos a eles relacionados. Uma escadaria ou uma montanha podem simbolizar a ascensão espiritual. Uma esfera pode representar o Todo. O Paraíso ou o Olimpo são projeções simbólicas de uma vida ideal. Os símbolos são de grande utilidade para as funções objetivas da mente. Ela apreende e usa o símbolo falando a seu respeito, realizando rituais e de muitos outros modos.

Os símbolos fazem parte de nosso universo mais cotidiano. Os gestos são atos simbólicos. O dedo indicador levado aos lábios significa silêncio. O aceno de mão representa um adeus. Os símbolos constituem parte da base de outros processos mentais, como a imaginação, a memória e mesmo a percepção, e embora tenham uma origem subconsciente, têm uma função harmoniosa com todos os processos mentais.

O ritual também é um importante auxiliar para remover bloqueios subconscientes, e sua utilização remonta aos primórdios da humanidade e tem se mantido não apenas em tradições de feitiçaria. Todas as ordens iniciáticas – Rosacruz, Golden Down, Maçonaria, Templários etc. – fazem uso desse processo para elevar seus discípulos de um degrau ao próximo na escala hierárquica que estabelecem. Por quê?

Em uma escola esotérica são ministrados ensinamentos que visam o autoaperfeiçoamento do indivíduo, por meio da compreensão dos processos evolutivos do Universo. Só que o conhecimento puro e simples não é suficiente. Por isso, a cada etapa da instrução é realizado um rito de passagem que em muito se assemelha a um processo catártico.

O discípulo é colocado diante de situações de forte impacto emocional para que, por meio de uma vivência simbólica, possa desbloquear seu psiquismo de eventuais entraves que o impeçam de realizar interiormente o aprendizado. Na verdade, o principal objetivo é prepará-lo para a experiência insubstituível da própria vida, onde os dramas são reais e... muito mais excitantes!

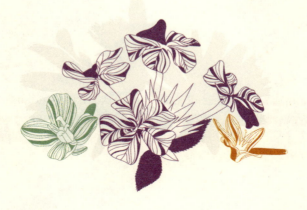

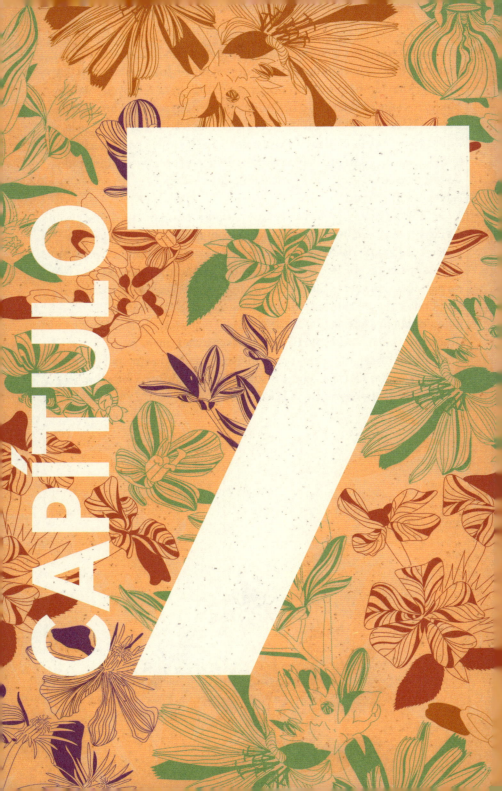
CAPÍTULO 7

# Os Rituais

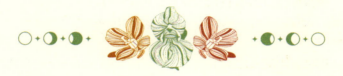

## PRECE À IRMÃ NATUREZA

Irmã Natureza, que possuis todos os elementos necessários à vida dos seres, recorro a Ti neste momento para buscar a renovação de meu ser espiritual e material.

Que eu possa encontrar em minha irmã água os fluidos renovadores das impurezas que me envolvem, purificando-me e acalmando a tempestade de minha revolta.

Que na brisa fresca que movimenta o ar e espalha o oxigênio e o pólen das flores para a reprodução eu encontre o fluido regenerador de minhas células orgânicas, e no vento forte que dissipa as vibrações negativas, o envolvimento positivo.

Que no calor do seio da Mãe-Terra e nos raios do irmão Sol eu encontre aquecimento para minhas células enfraquecidas, o vigor de nova vida espiritual e física, libertando-me da indiferença.

Que da energia geral do Cosmo eu possa usufruir forças novas, revigoradoras, fortalecendo meus nervos e músculos, ativando todo o funcionamento de meu organismo, curando as anomalias e dando condições de bom ânimo, coragem e fé, porque tudo é Deus em movimento, que permite que os trabalhadores do bem manipulem os fluidos da Natureza em favor de cada um e de acordo com as suas necessidades

Autor desconhecido

Os rituais aqui apresentados serão divididos em sete grupos, relacionados com os conjuntos de florais que atuam sobre os principais estados de ânimo:

1 • **PARA OS QUE SENTEM MEDO** • Rock Rose, Mimulus, Cherry Plum, Aspen, Red Chestnut.

2 • **PARA OS QUE SOFREM DE INDECISÃO** • Cerato, Sclerathus, Gentian, Gorse, Hornbeam, Wild Oat.

3 • **PARA O DESINTERESSE NO PRESENTE** • Clematis, Honeysuckle, Olive, Wild Rose, White Chestnut, Mustard, Chestnut Bud.

4 • **PARA A SOLIDÃO** • Water Violet, Impatiens, Heather.

5 • **PARA OS QUE SÃO MUITO SENSÍVEIS ÀS INFLUÊNCIAS E OPINIÕES ALHEIAS** • Agrimony, Centaury, Walnut, Holly.

6 • **PARA O DESALENTO OU DESESPERO** • Larch, Elm, Pine, Sweet Chestnut, Star of Bethlehem, Willow, Oak, Crab Apple.

7 • **PARA A EXCESSIVA PREOCUPAÇÃO COM O BEM-ESTAR DOS OUTROS** • Chicory, Vervain, Vine, Beech, Rock Water.

## PREPARAÇÃO: RELAXAMENTO

Relaxar é diminuir a força ou a tensão. É permitir-se entrar em um estado de consciência que não é orientado pelos rígidos paradigmas habituais de comportamento. Por meio dele iniciamos a preparação de nossa mente, sisuda e organizada, para a viagem ao mundo dos símbolos escondidos em nosso interior, removendo bloqueios, castrações e ansiedades. Assim, é possível acessar a esfera superior da Grande Mente e reencontrarmos nossas qualidades e virtudes inatas adormecidas.

Finalmente, gostaria de lembrar que, uma vez estando relaxados, damos início ao processo que nos levará a vivenciar um dos aspectos da Lei do Mentalismo: a abertura das portas de nosso templo psíquico e mental do Conhecimento. Entrar em contato com a linguagem da Natureza.

# EU SOU A FLOR

Pela manhã, ao despertar, distenda todos os músculos do corpo, alongando-se como um gato. Fique atento à sua respiração e aos seus batimentos cardíacos. Não force nenhum movimento. Observe os pontos de seu corpo que oferecem maiores dificuldades para relaxar. Localizados, respire como se estivesse enviando o ar para aqueles pontos e permita que a cama sustente seu peso.

Sentindo-se harmonizado, de olhos fechados flexione as pernas em direção ao peito, abraçando-as. Se for muito difícil, experimente deitar-se de lado. Imagine-se como uma pequenina semente guardada no útero da Mãe-Terra, delicada, frágil e, contudo, promissora. Sinta o calor que a envolve, a segurança de seu berço natural, a umidade atuando como um fluido nutriente. Ouça o silêncio e a paz que existem nesse lugar mágico. De repente, um sentimento de urgência faz com que nesse oásis de tranquilidade surja a necessidade de expansão. É hora de emergir para a luz e cumprir o ciclo de Perséfone.

Lentamente, comece a alongar-se: primeiro uma perna, depois a outra, sempre sincronizada com sua respiração, ou seja, inspirando ao contrair e expirando ao alongar. Agora um braço, depois o outro, como as pétalas de uma flor em uma linda manhã de primavera.

Agora você É uma flor. Sinta o calor do Sol, o brilho das nuvens no céu. Ouça o canto dos pássaros e o murmurar alegre do riacho que passa ao lado. Observe a atividade fremente das abelhas, que se aproximam intrometidas, procurando sua refeição matinal, e das formigas apressadas e responsáveis, cumprindo suas tarefas domésticas. Absorva as gotas de orvalho em suas pétalas, um presente da deusa Noite. Sinta a solidez de suas raízes, firmemente plantadas no solo.

Do centro da flor emana uma luz amarelo-dourada, sua força vital. Concentre-se nessa força que se irradia pelas cinco pétalas – são suas pontas dos pés, as pontas dos dedos das mãos e o topo da cabeça. Inspire para o centro da flor e, ao expirar, perceba-se expandindo. A cada respiração, continue a crescer para cima e para os lados, preenchendo todos os espaços. Agora você já pode ver muito além. O rio que passava ao lado, agora é uma serpente de prata que recorta o vale entre as montanhas. Por um momento você pode acompanhar o voo da águia transpassando as nuvens rumo ao infinito azul. Permaneça aí por algum tempo. Não controle nada. Fique livre para receber as imagens e impressões que vão surgir. Sem pressa, reverta o processo de expansão retornando à sua dimensão natural.

Os efeitos desse exercício serão notados ao longo do tempo. Você se sentirá mais confiante e perceptivo, livrando-se da angústia e do medo.

# 1 Para os que sentem medo

Deve ser realizado preferencialmente aos sábados.

Após o relaxamento, certifique-se de não ser interrompido nos próximos 30 minutos. Desligue a campainha da porta e o alarme do telefone. Dispa-se de suas roupas, se for possível. Do contrário, use alguma vestimenta confortável e de cor clara. Encontre algo que possa ser usado como uma venda para os olhos: uma gravata ou um lenço em tom escuro. Deixe-o à mão.

Posicione-se no centro de seu quarto de dormir, voltado para o oeste (onde o Sol se põe). De olhos fechados, concentre-se e visualize um círculo de luz branca ao redor de si mesmo, com a energia correndo em sentido horário. Diga mentalmente que esta é uma barreira impenetrável a qualquer força prejudicial. Coloque a venda, de forma a não poder enxergar absolutamente nada.

Agora você entrou em uma outra dimensão de espaço-tempo. Perdeu a noção de proporções, porque perdeu também os parâmetros de comparação. E então, a primeira coisa que você toca se torna única e é possível entrar em contato pleno com todas as sensações que o objeto possa lhe transmitir, além das meras aparências e estereótipos. Experimente essas sensações. Dê espaço para que elas se manifestem de todas as maneiras – medo, angústia, prazer, dor, nojo. Sinta-se seguro para vivenciar toda a experiência (afinal você está no seu quarto e este objeto é o seu armário!).

Utilizando-se apenas dos sentidos de tato, olfato, paladar e audição, inicie o processo de identificação dos objetos que estão à sua volta. Como um cego utilizando as mãos como uma bengala, explore o seu armário. Abra portas e gavetas e dedique-se à tarefa de descobrir e classificar cada objeto pela forma, cheiro, textura ou som emitido. Observe como alguns lhe parecem familiares e amistosos, embora não consiga enxergá-los. Outros lhe parecerão assustadores ou, ainda, asquerosos. Muitos lhe parecerão desconhecidos.

Quando sentir que é o momento, passe do armário ao próprio corpo, explorando-o gentilmente. Sinta os músculos se contraindo ao menor toque. Perceba como são fortes e sensíveis. Observe a solidez e a flexibilidade de seus ossos e a textura suave de sua pele, de seus cabelos. Ouça os batimentos compassados de seu coração e maravilhe-se com a criação perfeita que você é.

Retire a venda. Abra os olhos. Volte ao armário. Olhe para o seu conteúdo e tente comparar essa realidade com a anterior. Você terá muitas surpresas. Agora, olhe-se no espelho e faça o mesmo. Diga a si mesmo que não há nada a temer, a não ser o próprio medo, que é filho de sua ignorância e resultado de seus condicionamentos.

Desfaça o círculo de proteção.

Encerre o ritual.

## 2 Para os que sofrem de indecisão

Esse ritual deverá ser feito de preferência em uma segunda-feira de Lua Cheia ou Crescente, e ao ar livre. Pode ser no quintal de sua casa ou até mesmo na varanda de seu apartamento. É importante que você entre em contato com o Sol da manhã e com a luz da Lua.

Pela manhã, faça o relaxamento.

Dirija-se ao local onde realizará o ritual levando os objetos necessários.

Visualize o círculo protetor.

Sente-se de frente para o sul e acenda uma vela verde ou azul.

Você deve ter consigo um vaso contendo uma pequena violeta branca, de preferência plantada ou transplantada por você. Tome o vaso em suas mãos e diga:

Eu nomeio você _____ (use seu nome ou apelido de infância).

Segure-a em seus braços, cantarole para ela, nine-a e converse com ela. Diga-lhe tudo o que gostaria de ter ouvido quando era criança. Deixe que a florzinha converse e lhe conte como se sente e o que quer. Deixe a sua voz alterar-se. Brinque.

Concentre-se e visualize que você está impregnando a planta com sua energia. Crie uma imagem do seu eu infantil, como gostaria que tivesse sido, e projete-o na violeta. Continue até que a planta esteja irradiando luz branca e amor. Beije suas pétalas e molhe suas raízes com um pouco de água. Deixe-a em local abrigado, de preferência na janela de seu quarto de dormir. Apague a vela e guarde-a.

Desfaça o círculo protetor.

Cuide dessa nova amiga. Deseje-lhe boa noite ao deitar-se e, pela manhã, dirija-lhe um alegre bom dia.

Repita o ritual sempre que precisar reforçar sua autoimagem.

## 3 Para o desinteresse no presente

A sexta-feira é o dia apropriado para a realização desse ritual.

Relaxe.

Disponha o círculo protetor.

Sente-se confortavelmente à mesa, virada para o sul, ponto cardeal correspondente ao elemento fogo, relacionado à energia ou ao espírito, ao verão, alaranjados e vermelhos fogosos, ao leão solar e à qualidade da vontade.

Tenha perto de si um relógio com ponteiro de segundos, papel em branco e lápis.

Pense como vem usando (e vai usar seu tempo) na semana presente. Escreva suas conclusões.

Tome o pulso do seu tempo, contemplando o ponteiro de segundos do relógio à sua frente. Quando este atingir o topo, feche os olhos e tente perceber quando, exatamente, ele perfaz um minuto. Abra os olhos e confira. Exercite-se até conseguir ajustar seu relógio biológico ao transcorrer natural das horas.

Combata imagens e ideias negativas com a contraparte positiva dos resultados almejados, por meio da seguinte visualização:

Concentre-se. Torne-se consciente da fagulha elétrica dentro de cada nervo, enquanto impulsos pulam de sinapse para sinapse. Veja a combustão dentro de cada célula enquanto o alimento é queimado para liberar energia. Deixe seu fogo unir-se à chama de uma vela, à fogueira, ao fogo da lareira, ao raio e à luz resplandecente das estrelas e do Sol.

Abra os olhos. Releia o que você escreveu. Conscientize-se do imenso poder e sacralidade de cada segundo. A dádiva preciosa que é o MOMENTO PRESENTE.

Finalmente, queime o papel, transmutando suas intenções e reforçando a imagem do Fogo Interior. Desfaça o círculo mágico.

116

# 4 Para a solidão

Este ritual deverá ser iniciado no primeiro dia de Lua Nova.

Reúna os seguintes ingredientes: 12 caixinhas de fósforos vazias pintadas de preto, uma folha de cartolina azul-clara, um giz de cera ou lápis de cor verde-escuro, 12 sementes diversas (girassol, arroz, alpiste, feijão, lentilha, ervilha, abóbora, maçã, melancia, maracujá, laranja, uva etc.).

Coloque as 12 caixinhas debaixo da sua cama. Antes de dormir, mentalize que você está dentro de uma grande caixa. Deixe ao lado, na cabeceira da cama, papel e lápis. No primeiro dia, ao acordar, anote imediatamente os sonhos que lhe ocorreram. Pegue uma das caixinhas e coloque dentro dela uma das sementes. Desenhe na cartolina uma árvore com 12 galhos, tendo em cada ponta a representação de um fruto (apenas o contorno e com um tamanho que permita a anotação do resumo de cada sonho). Nos dias subsequentes, repita o procedimento, visualizando a grande caixa, colocando as sementes nas caixinhas, anotando os resumos dos sonhos em cada "fruto".

Ao término dos 12 dias, retire as sementes das caixas e reserve. Queime as caixas fazendo um pedido de algo que você deseja muito. Vá até a árvore e selecione para cada fruto uma semente, colando-a no local escolhido.

Pendure na parede imagens do seu inconsciente, utilizando-as como instrumento de concentração de poder. As sementes atuarão como símbolos da DIVERSIDADE. Encerre o ritual.

# 5 Para os que são muito sensíveis às influências e opiniões alheias

Este ritual deve ser realizado em uma segunda-feira de Lua Cheia.

Adquira argila medicinal em quantidade suficiente para cobrir todo o seu corpo. Será preciso também: uma bacia com água mineral, acrescida de nove gotas de Walnut, um quadrado de plástico branco (1,2 m x 1,2 m aproximadamente) e um espelho onde você possa se ver de corpo inteiro.

Após o relaxamento, disponha o círculo de proteção. Coloque-se de pé no centro do quadrado, diante do espelho, e molhando a argila com a água da bacia comece a cobrir o corpo de baixo para cima. Cubra-se totalmente, inclusive os cabelos. Mantenha sua atenção voltada para o elenco de sensações: a umidade da argila, arrepios, o estiramento da pele e o gradual enrijecimento do seu corpo.

Quando estiver seca, inicie movimentos muito lentos, como se estivesse saindo de um casulo. Deixe que a argila se quebre em mil pedaços, caindo aos seus pés. Desfaça o círculo mágico. Vá para o chuveiro e deixe que a água morna dissolva e carregue todos os resíduos que ficaram no seu corpo. Enxugue-se lenta e carinhosamente.

Recolha os pedaços de argila caídos no plástico e enterre-os ao pé de uma árvore.

## 6 Para o desalento ou desespero

Deve ser realizado de preferência em uma quinta-feira.

Pela manhã, após o relaxamento e antes de iniciar o ritual, providencie e deixe à mão os elementos que serão usados. Certifique-se de não ser perturbado nos próximos 90 minutos.

Dispa-se completamente ou vista roupas claras e confortáveis.

Sente-se de frente para o norte e visualize o círculo de proteção.

Acenda uma vela branca ou negra.

Segure com ambas as mãos uma taça de cristal, ou vidro branco e transparente, cheia de água límpida (de preferência mineral). Você deve ter à sua frente uma planta verde, na terra.

Visualize todas as coisas negativas que está sentindo sobre si mesmo, os erros que cometeu, as coisas incorretas que fez. Converse consigo e admita que está se sentindo mal. Diga para si, em alto e bom som, exatamente aquilo que fez de errado, e o porquê. Deixe que a sua emoção libere energia e projete-a toda na taça. Respire sobre a água.

Visualize a Deusa como a mãe que perdoa. Imagine as mãos dela cobrindo as suas. Ouça-a dizendo:

> Eu sou a mãe de todas as coisas.
> Meu amor é vertido sobre a terra.
> Eu absolvo você com amor total.
> Seja purificado. Seja curado. Seja transformado.

Despeje a água sobre a planta e sinta seu ódio escoando para fora de você (é possível que este ritual mate a planta).

Encha a taça com leite ou suco.

Concentre-se e visualize como gostaria de ser, livre de culpa e tristeza, mudado, para que não mais repita os mesmos erros. Carregue a taça com a força e o poder de ser a pessoa que deseja ser.

Novamente visualize a Deusa, cujas mãos cobrem as suas. Ela diz:

Minha a taça e minhas as águas da vida.
Beba plenamente!

Beba o suco ou o leite. Sinta-o cheio de força. Saiba que você mudou, que é desde este exato momento uma nova pessoa, livre dos padrões e erros do passado.

Desfaça o círculo, mentalizando a energia em sentido anti-horário.

Prepare um banho, de preferência de banheira. Acenda um incenso de rosas ou sândalo. Acrescente à água sal marinho e pétalas de rosas brancas. Permaneça pelo tempo que lhe for agradável. Enxugue-se lenta e amorosamente, e deite-se pelo menos por mais 30 minutos, para um breve repouso. (Adaptação do ritual de autorremissão do livro *A Dança Cósmica das Feiticeiras*, de Starhawk – Editora Nova Era.)

## 7 Para a excessiva preocupação com o bem-estar dos outros

Este ritual deverá ser iniciado no primeiro dia da Lua Crescente.

Você vai precisar do seguinte material: um saco de gesso (1 kg), que pode ser encontrado em qualquer loja de ferragens, uma bacia com água e uma pequena base de madeira.

Escolha um local de sua casa onde possa ficar tranquilo e solitário.

Após o relaxamento, disponha o círculo de proteção. Sente-se dentro dele, levando seu material de trabalho. Comece a modelar, sobre a base de madeira, umedecendo o gesso com água, uma estátua que represente você. Pode ser apenas uma cabeça, ou um busto. Se você for mais habilidoso, experimente uma figura completa. Não é tão importante a semelhança física e sim a identificação que nos próximos dias você vai estabelecer com sua obra.

Construa toda a imagem no período da Lua Crescente e, a cada noite, deixe papel e lápis à mão, para anotar os sonhos que tiver. Não se esqueça de abrir e fechar o círculo de proteção e de fazer seu relaxamento no período em que durar o ritual.

Ao término de sua obra de arte, certifique-se de que ela permanecerá bem guardada e a salvo de olhares indiscretos.

Quando a Lua entrar em seu quarto minguante, leve a sua estátua, a bacia com água e suas anotações dos sonhos ao mesmo lugar do início e, após o relaxamento e a disposição do círculo protetor, leia suas anotações e inicie um lento e carinhoso processo de dissolução da imagem.

Molhe pouco a pouco a escultura, refletindo acerca dos aspectos mais rígidos de sua personalidade e decida que atitudes destrutivas você vai diluir simbolicamente por meio desse ato. Reflita sobre o seu comportamento em relação a si próprio e aos outros, e do quanto pode ser agradável viver e deixar viver, obedecendo e confiando no ritmo da vida. Sinta em suas mãos cada grão de gesso se diluindo e retornando à forma original.

Ao terminar, desfaça o círculo protetor e encerre o ritual agradecendo. Guarde a base de madeira para uma outra oportunidade. O gesso diluído deverá ser jogado ao mar ou em algum rio. Caso seja impossível, despeje-o em água corrente.

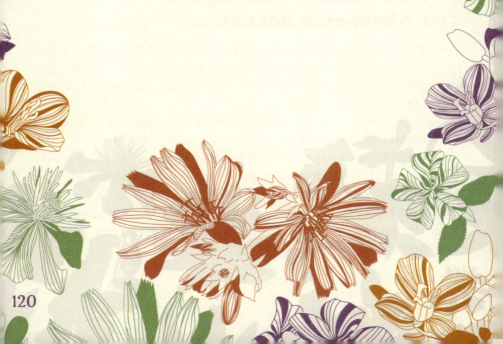

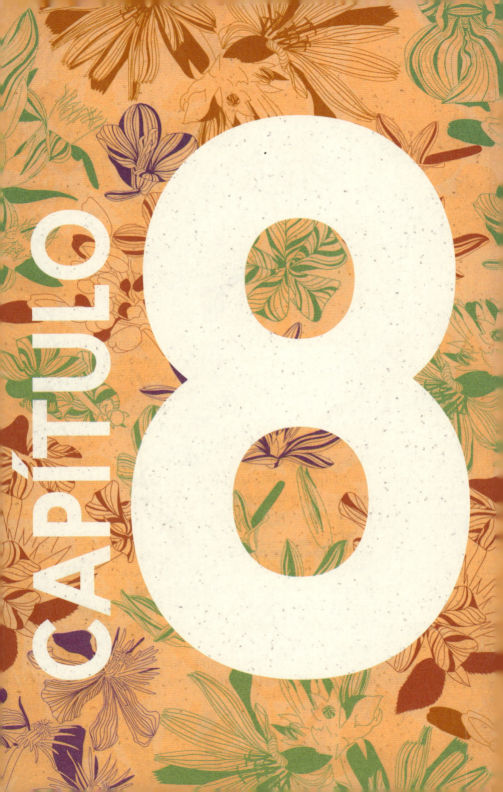
# CAPÍTULO 8

# O PODER MÁGICO DOS FLORAIS

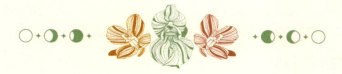

O poder transformador das essências florais identificadas pelo Dr. Bach não fica restrito apenas ao restabelecimento de padrões emocionais mais harmônicos. Sua função pode ultrapassar em muito os limites atualmente estabelecidos para sua utilização. Na realidade, as ervas também têm sido usadas desde tempos imemoriais como elementos de proteção e instrumentos mágicos que atuam como catalisadores de desejos.

A Natureza dotou todas as criaturas vivas de meios de sobrevivência: garras, espinhos, mimetismo, velocidade, sentidos agudos de visão e audição. Ao homem a Natureza presenteou com inteligência e engenhosidade para moldar seu meio ambiente e criar recursos que assegurem sua preservação.

Porém, a grande maioria das pessoas não foi ensinada a se proteger por meio da Magia, a como trabalhar com forças superiores a fim de manter suas vidas em harmonia e equilíbrio, a como criar escudos defensivos de ataques perniciosos, sejam físicos ou psíquicos, como promover a própria felicidade polarizando uma situação para que esta possa favorecê-las.

Por sua formação religiosa, acreditam que esses assuntos estão sob o domínio de entes superiores que habitam céus e infernos e têm o poder de construir ou destruir suas vidas. Os que se dedicam à Magia não compartilham dessas crenças que têm relegado os homens a uma situação de vulnerabilidade e impotência, e não aceitam o sofrimento passivamente, como uma espécie de punição cármica para o mal que fizeram em outras encarnações. É certo que algumas provações fazem parte inevitável da vida, porém sua função é apenas a de promover nosso crescimento e não o resultado da ira divina se abatendo sobre os "pobres mortais pecadores".

De geração a geração, o conhecimento do poder mágico das ervas, dos cristais e de outros elementos da natureza tem sido transmitido para que os homens possam contar com esses irmãos e aliados. O Dr. Bach escolheu lidar com seu lado curativo, mas neste livro você também saberá de seus poderes mágicos:

## AGRIMONY

**Planta masculina, regida por Júpiter**
**Elemento mágico:** fogo

Seus poderes estão ligados à proteção e ao sono. Sob forma de sachê, tem a propriedade de banir os maus espíritos. Protege contra venenos e reverte os feitiços. Faça o sachê recortando um pedacinho de tecido prateado ou azul-celeste. Recheie-o com um chumaço de algodão umedecido por nove gotas da essência. Use-o pendurado no pescoço como um amuleto, ou dentro do bolso.

Para combater a insônia ou para ter sonhos proféticos, em noites de Lua Nova, pingue nove gotas em seu travesseiro antes de dormir.

## ASPEN

**Planta masculina, regida por Mercúrio**
**Elemento mágico:** fogo

Protege contra roubos e assaltos. Pode ser utilizada como amuleto nas portas e outros locais sujeitos a roubo. Faça um saquinho cinza e coloque dentro uma pedrinha de cânfora, um pequeno cadeado e nove gotas da essência. Aspen também pode ser usado para conferir eloquência: basta apenas pingar uma gota da essência debaixo da língua antes de qualquer apresentação pública.

# BEECH
**Planta feminina, regida por Saturno**
**Elemento mágico:** terra

Seu poder está ligado à realização de desejos. Faça um saquinho de cor turquesa e coloque dentro dele uma pequena turquesa, seu desejo escrito com tinta douradaem um quadradinho de papel marrom e nove sementes de maçã previamente molhadas uma a uma por uma gota da essência.

# CENTAURY
**Planta masculina, regida pelo Sol**
**Elemento mágico:** fogo

É indicada para o fortalecimento de poderes psíquicos e leva a estados de transe. É uma poderosa neutralizadora de feitiços.

Deve ser preparada sob a forma de incenso, da seguinte maneira: sobre um braseiro, despeje flores de artemísia e nove gotas da essência. Feito isso, consulte o oráculo de sua preferência.

Para cortar feitiços: pegue um vidro e coloque dentro folhas de arruda, alguns alfinetes, espinhos de rosa, um prego de ferro e nove gotas da essência. Tampe o vidro e enterre-o o mais fundo que puder.

# CERATO
**Planta feminina, regida por terra Vênus**
**Elemento mágico:** terra

Tem o poder de revelar, por meio dos sonhos, experiências de vidas passadas. Para tanto, pingue nove gotas da essência em seu travesseiro antes de dormir.

# CHERRY PLUM
**Planta feminina, regida por Vênus**
**Elemento mágico:** terra

Seus poderes estão ligados ao amor e à proteção. Para conquistar quem se deseja, pegue um caroço de ameixa seco e coloque em um pratinho de cerâmica. Cubra a semente com o nome do amado escrito em um coração de papel cor-de-rosa. Despeje por cima um pouco de mel, algumas pétalas de rosa e nove gotas da essência. Deixe-o tomar o sereno da noite e retire no dia seguinte. Deixe o feitiço longe dos olhos alheios.

Para proteção: coloque atrás das portas e janelas sementes de ameixas embebidas na essência, para afastar maus espíritos e energias negativas.

## CHESTNUT BUD
**Planta masculina, regida por Júpiter**
**Elemento mágico:** fogo

Seu poder está ligado ao amor. Para atrair seu amado, experimente pingar nove gotas da essência em sua bebida predileta.

## CHICORY
**Planta masculina, regida pelo Sol**
**Elemento mágico:** fogo

Seu poder é o de remover obstáculos. É usada como amuleto. Faça um saquinho de tecido amarelo e coloque dentro dele um chumaço de algodão umedecido por nove gotas da essência. Acrescente uma pequena granada e use o amuleto junto ao corpo ou dentro do bolso.

## CLEMATIS
**Planta feminina, regida por Netuno**
**Elemento mágico:** água

Seus poderes estão ligados ao sono, à realização de desejos e à revelação de segredos.

Para o sono: pingue nove gotas em seu travesseiro antes de dormir.

Para a realização de desejos: escreva em um papel azul-claro aquilo que você quer. Pingue nove gotas da essência e jogue-o ao mar ou nas águas de um rio.

Para revelação de segredos: coloque debaixo de seu travesseiro uma folha de calêndula umedecida por nove gotas da essência.

# CRAB APPLE
**Planta feminina, regida por Mercúrio**
**Elemento mágico:** terra

Seu poder é o de lhe revelar a face de seu inimigo. Para isso, pegue uma obsidiana completamente preta, coloque em uma taça de cristal e cubra-a com água mineral sem gás. Despeje um punhado de sal marinho e acrescente nove gotas da essência. Coloque essa taça em sua mesa de cabeceira e antes de dormir peça a Plutão que lhe mostre em sonhos seus inimigos.

# ELM
**Planta feminina, regida por Saturno**
**Elemento mágico:** terra

Seu poder está ligado, principalmente, à realização profissional. Experimente ter sempre em sua mesa de trabalho uma pequena cestinha de vime com grãos de trigo, raspas de gengibre, sete paus de canela e nove gotas da essência.

# GENTIAN
**Planta feminina, regida por Saturno**
**Elemento mágico:** terra

Seu poder é combater os inimigos declarados ou ocultos. Também é eficaz para conquistar amores não correspondidos. Por fim, age trazendo à tona problemas pessoais bloqueados.

Para combater os inimigos: em uma garrafa de dois litros de água mineral, coloque um punhado de pregos de ferro e nove gotas da essência. Deixe em repouso até que os pregos comecem a enferrujar, desprendendo um pozinho. Tome o seu banho da maneira convencional. Ao terminar, jogue por todo o corpo um pouco dessa água. Evite enxugar-se.

Para conquistar amores não correspondidos: faça um saquinho de cor vinho e coloque dentro dele uma pequena chave, duas conchas, o nome do amado escrito em um pequeno coração de papel cor-de-rosa e um pau de canela embebido em nove gotas da essência. Use-o sempre junto ao corpo.

Para revelar bloqueios emocionais: pegue uma obsidiana totalmente negra e deixe-a por três dias imersa em água mineral e nove gotas da essência. Após esse período, leve a obsidiana sempre com você, carregando-a no bolso, e coloque-a debaixo de seu travesseiro quando for dormir.

## GORSE
**Planta feminina, regida por Capricórnio**
**Elemento mágico:** terra

Tem o poder de trazer à tona soluções para problemas aparentemente insolúveis. Para isso, na primeira noite de Lua Nova pegue uma pequena bacia de ágata ou alumínio, encha com água mineral e coloque no centro um cristal branco. Pingue nove gotas da essência e acrescente algumas folhas de alecrim. Apague todas as luzes do ambiente e concentre-se no cristal que está no centro da bacia, esvaziando a mente. Feito isso, visualize seu problema e peça uma solução. Retire e guarde o cristal. Coe a água e deixe escorrer pelo ralo. Enterre as folhas de alecrim.

## HEATHER
**Planta masculina, regida por Marte**
**Elemento mágico:** fogo

Seu poder está ligado às paixões. Para atrair uma grande paixão, quando Marte estiver em Leão (consulte as efemérides), pegue as pétalas de um cravo vermelho, coloque dentro de uma pequena caixinha junto com três gotas de óleo de rosa mosqueta, o nome do amado escrito em um coração de papel vinho, três gotas de seu perfume e nove gotas da essência. Tampe a caixinha e amarre-a toda com uma linha cor de vinho. Enterre-a aos pés de uma roseira.

## HOLLY
**Planta feminina, regida por Escorpião**
**Elemento mágico:** água

Seu poder é o de apagar memórias afetivas indesejáveis. Para isso, utilize nove gotas da essência misturadas na água do seu banho, quando a Lua estiver em quarto minguante.

# Honeysuckle
### Planta feminina, regida pela Lua
### Elemento mágico: água

Seu poder é o de desfazer problemas de família. Para isso, pingue nove gotas da essência na água do filtro da casa ou, se não tiver filtro, distribua pelas garrafas na geladeira.

# Hornbeam
### Planta masculina, regida por Mercúrio
### Elemento mágico: ar

Eficaz para evitar e combater a inveja, o mau-olhado e as fofocas. Prepare o seguinte amuleto: em um saquinho de cor preta coloque um pequeno cristal, três folhas de arruda, três espinhos de rosa e uma pedrinha de cânfora umedecida com nove gotas da essência. Use sempre junto ao corpo.

# Impatiens
### Planta masculina, regida por Marte
### Elemento mágico: fogo

Seus poderes estão ligados ao combate e destruição de tramas, principalmente no ambiente profissional. Também é eficaz para acalmar um companheiro violento.

Para as tramas no trabalho: mantenha em sua mesa de trabalho um pedaço de minério de ferro ou uma hematita, previamente umedecidos por nove gotas da essência. Periodicamente, renove as gotas.

Para acalmar o companheiro: faça um saquinho com um pequeno pedaço de tecido branco e coloque dentro dele flores de laranjeira, nove sementes de maracujá, uma pena de pomba branca, nove gotas da essência e um fio de cabelo dele. Feche muito bem e introduza-o dentro do travesseiro dele para que passe despercebido.

# Larch
### Planta feminina, regida pela Lua
### Elemento mágico: água

Seu poder está ligado à proteção contra feitiços. Para tanto, faça um saquinho preto e coloque dentro dele um pequeno pentagrama, um dente de alho, uma pedra de cânfora e uma pequena turmalina-negra, previamente umedecida com nove gotas da essência. Feche bem e use-o sempre.

# 𝔐IMULUS
**Planta masculina, regida por Mercúrio**
**Elemento mágico:** ar

Seu poder está ligado à limpeza astral. Para tanto, prepare um chá forte com flores de artemísia e pingue nove gotas da essência. Depois, passe um pano embebido nesta solução por toda a casa, inclusive nas paredes e tetos.

# 𝔐USTARD
**Planta feminina, regida por Saturno**
**Elemento mágico:** terra

Seus poderes estão ligados à fertilidade, proteção e poderes psíquicos.

Para fertilidade: prepare um amuleto vermelho, contendo sementes de mostarda, três grãos de milho e três sementes de romã embebidas com nove gotas da essência. Use-o sempre junto ao seio.

Para poderes psíquicos: prepare um amuleto de cor azul-escura, contendo 12 sementes de mostarda e uma pequena sodalita previamente embebida em nove gotas da essência. Mantenha debaixo do travesseiro.

# 𝔒AK
**Planta feminina, regida por Saturno**
**Elemento mágico:** terra

Poderes ligados a proteção, fertilidade e dinheiro.

Para fertilidade: pegue uma noz, abra-a sem destruí-la e coma seu conteúdo. Depois, coloque em uma das metades nove sementes de romã e nove gotas da essência. Una as metades com uma cola qualquer e use-a sempre junto ao corpo.

Para proteção: proceda com a noz da mesma maneira e coloque dentro de uma das metades uma pequena turmalina-negra previamente banhada em nove gotas da essência. Cole e use da mesma maneira.

Para dinheiro: proceda com a noz da mesma maneira e coloque dentro de uma das partes uma pequena moeda e um pau de canela. Pingue nove gotas da essência e una as metades. Use-a dentro da bolsa ou do bolso.

## OLIVE
**Planta masculina, regida pelo Sol**
**Elemento mágico:** fogo

Seus poderes estão ligados à saúde e à potência.

Para a saúde: acrescente nove gotas da essência ao azeite usado em sua casa.

Para a potência: a cada Lua Crescente tome um banho feito com um chá forte de gergelim, acrescido de nove gotas da essência.

## PINE
**Planta feminina, regida por Mercúrio**
**Elemento mágico:** terra

É eficaz quando utilizada para aquisição de um novo emprego. Para isso, coloque uma pinha dentro de um vidro, o pedido do emprego que você deseja escrito em papel marrom, uma colher de chá de canela em pó e nove gotas da essência. Tampe e enterre-o próximo ao local onde você deseja trabalhar.

## RED CHESTNUT
**Planta feminina, regida pela Lua**
**Elemento mágico:** água

Sua principal função é a de reatar amizades desfeitas por brigas. Para isso, coloque dentro de um vidro um papel cor-de-rosa escrito com o nome da pessoa em questão, um punhado de pétalas de rosa branca ou cor-de-rosa, um pouco de mel, canela em pó e nove gotas da essência. Tampe e enterre aos pés de uma roseira.

# Rock rose
**Planta feminina, regida por Plutão**
**Elemento mágico:** água

Tem o poder de prevenir contra acidentes fatais. Para isso, coloque dentro de um vidro um pouco de terra de jardim, algumas conchas ou seixos de rio, uma pena de pomba, uma granada, seu nome, data de nascimento e o símbolo do seu signo escritos em um papel vermelho, e alguns pelos de cachorro. Por fim, pingue nove gotas da essência, tampe e enterre-o aos pés de uma árvore.

# Scleranthus
**Planta feminina, regida por Vênus**
**Elemento mágico:** ar

Tem o poder de proteger contra a loucura. Para tal, umedeça um pequeno cristal branco com nove gotas da essência e mantenha-o sob o travesseiro. Periodicamente, renove as gotas.

# Star of bethlehem
**Planta masculina, regida por Urano**
**Elemento mágico:** ar

Poderosa para prevenir acidentes, principalmente os que envolvem eletricidade. Para tal, uma vez por semana tome um banho preparado com nove gotas da essência.

# Sweet chestnut
**Planta feminina, regida por Saturno**
**Elemento mágico:** terra

Seu poder está ligado à manutenção de compromissos. Para isso, pegue um barbante grosso e, pensando no compromisso que você quer manter, dê nove nós. Depois, coloque dentro de uma caixa, pingue nove gotas de essência e cubra com folhas de louro. Tampe e guarde em um lugar secreto.

# VERVAIN

**Planta masculina, regida por Urano**
**Elemento mágico:** ar

É poderosa na prevenção de assaltos seguidos por violência.
Faça um amuleto preto contendo um pentagrama, um olho de tigre,
uma pedra que se encontra nas cabeças das corvinas, uma pequena
espada de aço (facilmente encontrada em casas de artigos religiosos)
e um papel com seu nome, data de nascimento e símbolo
do seu signo, molhado com nove gotas da essência.
Feche o saquinho e use-o junto a você.

# VINE

**Planta masculina, regida pelo Sol**
**Elemento mágico:** fogo

É poderosa na aquisição de bens e sucesso nos
empreendimentos. Para isso, faça um amuleto amarelo-ouro
ou dourado e coloque dentro um topázio cor de fogo,
sementes de trigo, uma moeda, um pequeno pentagrama
dourado e nove gotas da essência. Feche e use-o junto
ao seu corpo.

# WALNUT

**Planta masculina, regida por Urano**
**Elemento mágico:** ar

Seu poder está ligado à realização de desejos e poderes psíquicos.

Para realizar desejos: coloque dentro de um saco verde de tamanho
regular nove nozes, cada uma embebida por uma gota da essência, e
ofereça-o ao objeto de seu desejo.

Para poderes psíquicos: abra nove nozes e rale seu conteúdo,
colocando para secar em uma peneira. Depois, jogue-as nas
brasas de um fogareiro de carvão, adicione nove gotas da essência
e aspire a fumaça desse incenso. Repita a operação duas vezes
a cada mês, sempre coincidindo com a Lua Nova,
Crescente ou Cheia.

## WATER VIOLET
**Planta masculina, regida por Urano**
**Elemento mágico:** ar

Eficaz para atrair o amor. Acrescente nove gotas da essência ao seu perfume predileto e use-o como loção afrodisíaca.

## WHITE CHESTNUT
**Planta masculina, regida por Mercúrio**
**Elemento mágico:** ar

Está relacionada a dinheiro e promoções no trabalho.

Para dinheiro: pegue uma nota, de preferência de pequeno valor, e em uma noite de Lua Crescente pingue sobre ela nove gotas da essência e coloque-a em sua carteira, não se separando dela em hipótese alguma. Renove as gotas a cada Lua Crescente.

Promoções: escreva em um papel verde o cargo que deseja ocupar. Esfregue no papel uma folha de louro e depois pingue nove gotas da essência. Queime o papel e sopre-o na direção do vento, repetindo seu pedido.

## WILD OAT
**Planta masculina, regida por Júpiter**
**Elemento mágico:** fogo

Seu poder está associado à concretização de viagens e mudanças. Para tal, pegue um vidro e coloque dentro dele, escrito em papel verde, seu nome, data de nascimento e símbolo do seu signo, além do nome do lugar para onde você deseja ir. Acrescente nove gotas da essência, um pedaço de gengibre e folhas secas de melissa. Feche e enterre próximo a um aeroporto, rodoviária ou uma empresa de mudanças.

## WILD ROSE
**Planta feminina, regida por Vênus**
**Elemento mágico:** ar

Poderes ligados ao amor e ao casamento.

Para o amor: faça um chá com pétalas de rosa rosada, adoce com mel e pingue nove gotas de essência. Ofereça ao amado.

Para o casamento: a cada Lua Crescente faça sua receita de bolo preferida adicionando algumas pétalas de rosa e nove gotas da essência. Coma-o junto com o amado.

## Willow
Planta feminina, regida por Plutão
Elemento mágico: água

Esta planta está associada à proteção em geral. Compre uma drusa de cristal, coloque-a em um local de sua sala, próximo da porta de entrada, e a cada Lua Minguante pingue nove gotas da essência.

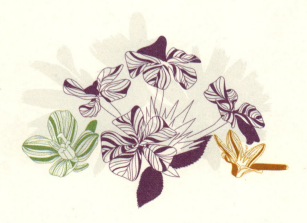

# Conclusão

Termino esse livro profundamente agradecida.

A intenção inicial era apenas a de proporcionar ao público interessado neste tema uma releitura acerca dos Florais de Bach. Mas, no decorrer desse processo, senti que dentro de mim as coisas também mudaram.

Ao longo dos anos tenho me dedicado à instrução de muitas pessoas. Debruçada sobre livros, empreguei grande parte do meu tempo estudando os escritos de velhos e antigos mestres, absorvendo conceitos que algumas vezes me encantavam; outras vezes me aterrorizavam; ou, ainda, me encontravam despreparada para entendê-los.

Todo esse conteúdo foi se depositando em minha mente, criando raízes e lentamente frutificando. Jamais parei para refletir sobre a influência que todos esses sábios tiveram na formação de meu caráter, e quando me falavam de liberdade de pensamento não conseguia entender muito bem o que era isso, pois para mim o pensamento sempre estaria atrelado a pensamentos outros, muito mais sábios, muito mais antigos, e minha atitude de reverência para com eles era tão grande que me distanciava de minha própria fonte.

Mas, como fazer? Como libertar o pensamento? Como reinterpretar verdades universais da forma que me parecessem pessoais?

Este livro revelou-me o caminho. Ao longo de sua concepção percebi que, do abismo de minhas emoções, emergiam conteúdos até então desconhecidos, adiados ou encobertos. Passei a "sentir" o que até então apenas conhecia. Recordações e impressões foram surgindo em uma torrente de sentimentos, a princípio desorganizados, mas que lentamente foram tomando forma, dando lugar a uma nova maneira de compreender e assimilar, mais humanizada, menos acadêmica.

A importância de sentir, a permissão para que a voz interior se manifeste e nos revele seus segredos é um importantíssimo passo em direção à cura. Hoje em dia, o mundo se tornou excêntrico, fora do centro.

De todos os lugares nos chegam informações e receitas de bem-estar. Caminhamos de um lado para o outro seduzidos por essa ou aquela corrente religiosa ou filosófica, pelas promessas de cura e salvação que surgem a cada dia. E chega um momento em que não estamos em lugar algum, viramos sombras de outros desejos.

Nas palavras de Rajneesh:

> (...) o conhecimento sempre se refere a isso ou àquilo. A compreensão não é uma coisa nem outra. O conhecimento é sempre dualidade: um homem é bom, sabe o que é bom; outro homem é mau, sabe o que é mau – mas ambos estão fragmentados, divididos pela metade. O homem bom não é inteiro, porque não sabe o que é mau; sua bondade é pobre, carece da intuição que a maldade dá. O homem mau também é pela metade; sua maldade é pobre; não é rica, porque ela não sabe o que é bondade. E a vida é ambas as coisas reunidas.
>
> Um homem de real compreensão não é bom nem mau, ele compreende ambas as coisas. E, em virtude dessa mesma compreensão, transcende ambas.

Minha intenção final é a de poder contribuir, por meio deste livro, com o processo de retorno ao centro, onde tudo se reconcilia e podemos experimentar a indescritível sensação de "voltar para casa".

Gostaria de deixar com vocês um último presente.

Uma história sufi:

"Um homem decidiu vender seu burro na feira da cidade. Como iria retornar andando, chamou seu neto para acompanhá-lo. Montaram os dois no animal e seguiram viagem.

Passando por umas barracas de trabalhadores, escutaram os comentários críticos: 'Como é que pode, duas pessoas em cima deste pobre animal!'.

Resolveram, então, que o menino desceria e o homem permaneceria montado.

Prosseguiram.

Adiante, avistaram uma lagoa e algumas mulheres lavando roupa. Quando viram a cena, as mulheres puseram-se a reclamar: 'Que absurdo! Explorando a pobre criança, podendo deixá-la em cima do animal'.

Constrangidos com o ocorrido, trocaram as posições, ou seja, o menino montou e o velho desceu.

Tinham caminhado alguns metros, quando algumas jovens sentadas na calçada externaram seu espanto com o que presenciaram: 'Que menino preguiçoso! Enquanto este senhor caminha ele fica todo prazeroso em cima do animal. Tenha vergonha!'.

Diante disto, o menino desceu e desta vez o homem não subiu. Ambos resolveram caminhar, puxando o burro.

Já acreditavam ter encontrado a fórmula mais correta quando passaram em frente a uma taberna. Alguns homens que ali estavam começaram a dar gargalhadas, fazendo chacota da cena: 'São mesmo uns idiotas! Ficam andando a pé, enquanto puxam um animal tão jovem e forte!'.

O avô e o neto olharam um para o outro, como que tentando encontrar a maneira correta de agir.

Então ambos pegaram o burro e o carregaram nas costas!!!"

Esta fábula mostra que não podemos dedicar atenção irracional às críticas, pois elas acontecerão sempre, independente de nossas ações.

E mais: Lembram do Crowley? Ele nos deixou essa preciosa mensagem em uma passagem do seu Liber OZ:

"Todo homem e toda mulher é uma estrela".

Faça as suas escolhas, levando em conta os ditames do coração e brilhe!

# Bibliografia

BACH, Edward. *Os remédios do Dr. Bach*. São Paulo: Pensamento, 1992.

BARNARD, Julian. *Um guia para os remédios*. São Paulo: Pensamento, 1990.

BRANDÃO, Junito de Souza. *Mitologia grega*. Petrópolis: Vozes, 1992.

BURCKHARDT, Titus. *Alquimia*. Lisboa: Publicações Don Quixote, 1992.

CABOT, Laurie. *O poder da bruxa*. Rio de Janeiro: Campus, 1991.

CHEVALIER, Jean; CHEERBRANT, Alain. *Dicionário de símbolos*. Rio de janeiro: José Olímpio, 1994.

CIRLOT, Juan Eduardo. *Dicionário de símbolos*. São Paulo: Moraes, 1984.

CUNNINGHAM, Scott. *Encyclopedia of Magic Herbs*. Nova Iorque: Llewellyn Publication, 1992.

FABRE-D'OLIVET, Antoine. *Os versos dourados de Pitágoras*. São Paulo: Edipro, 2017.

FRAZÃO, Márcia. *Revelações de uma bruxa*. Rio de Janeiro: Bertrand, 1994.

HESÍODO. Teogonia. *A origem dos deuses*. São Paulo: Iluminuras, 1995.

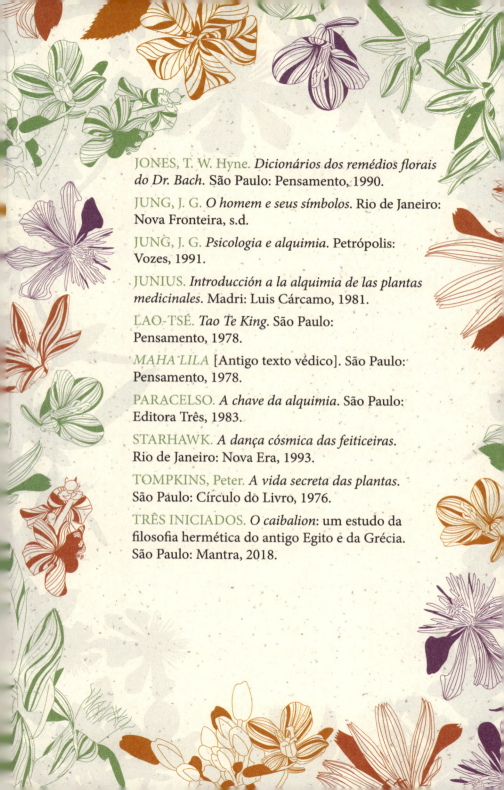

JONES, T. W. Hyne. *Dicionários dos remédios florais do Dr. Bach*. São Paulo: Pensamento, 1990.

JUNG, J. G. *O homem e seus símbolos*. Rio de Janeiro: Nova Fronteira, s.d.

JUNG, J. G. *Psicologia e alquimia*. Petrópolis: Vozes, 1991.

JUNIUS. *Introducción a la alquimia de las plantas medicinales*. Madri: Luis Cárcamo, 1981.

LAO-TSÉ. *Tao Te King*. São Paulo: Pensamento, 1978.

*MAHA LILA* [Antigo texto védico]. São Paulo: Pensamento, 1978.

PARACELSO. *A chave da alquimia*. São Paulo: Editora Três, 1983.

STARHAWK. *A dança cósmica das feiticeiras*. Rio de Janeiro: Nova Era, 1993.

TOMPKINS, Peter. *A vida secreta das plantas*. São Paulo: Círculo do Livro, 1976.

TRÊS INICIADOS. *O caibalion*: um estudo da filosofia hermética do antigo Egito e da Grécia. São Paulo: Mantra, 2018.

# Agradecimentos

À querida bruxa-amiga Márcia Frazão que me sugeriu o tema deste livro e, não satisfeita com isso, me ajudou em algumas noites insones na tradução e elaboração dos rituais.

Aos meus editores que apostaram nesse projeto e foram tão caprichosos e sensíveis.

Aos clientes que por mim passaram com seus dramas, sonhos e necessidades, e aos meus queridos alunos, companheiros nessa busca incansável por uma consciência universal.

Aos meus mestres, divinos ou humanos, terrestres ou extraterrestres, que têm me mostrado, a cada dia, que o caminho da perfeição é o da simplicidade.

À minha filha Paula Britho; ao Rodrigues Pereira, mais que um genro, um filho do coração; e ao meu marido Paulo Alves que, a cada dia, me apoiam, inspiram e motivam nessa incrível viagem pelo planeta de Gaia.

GLÓRIA BRITHO